慈恵医大病院栄養士の

50歳からの「栄養を捨てない」食べ方

老けない！　病気にならない！　太らない！

東京慈恵会医科大学附属病院
栄養部
濱 裕宣
赤石定典

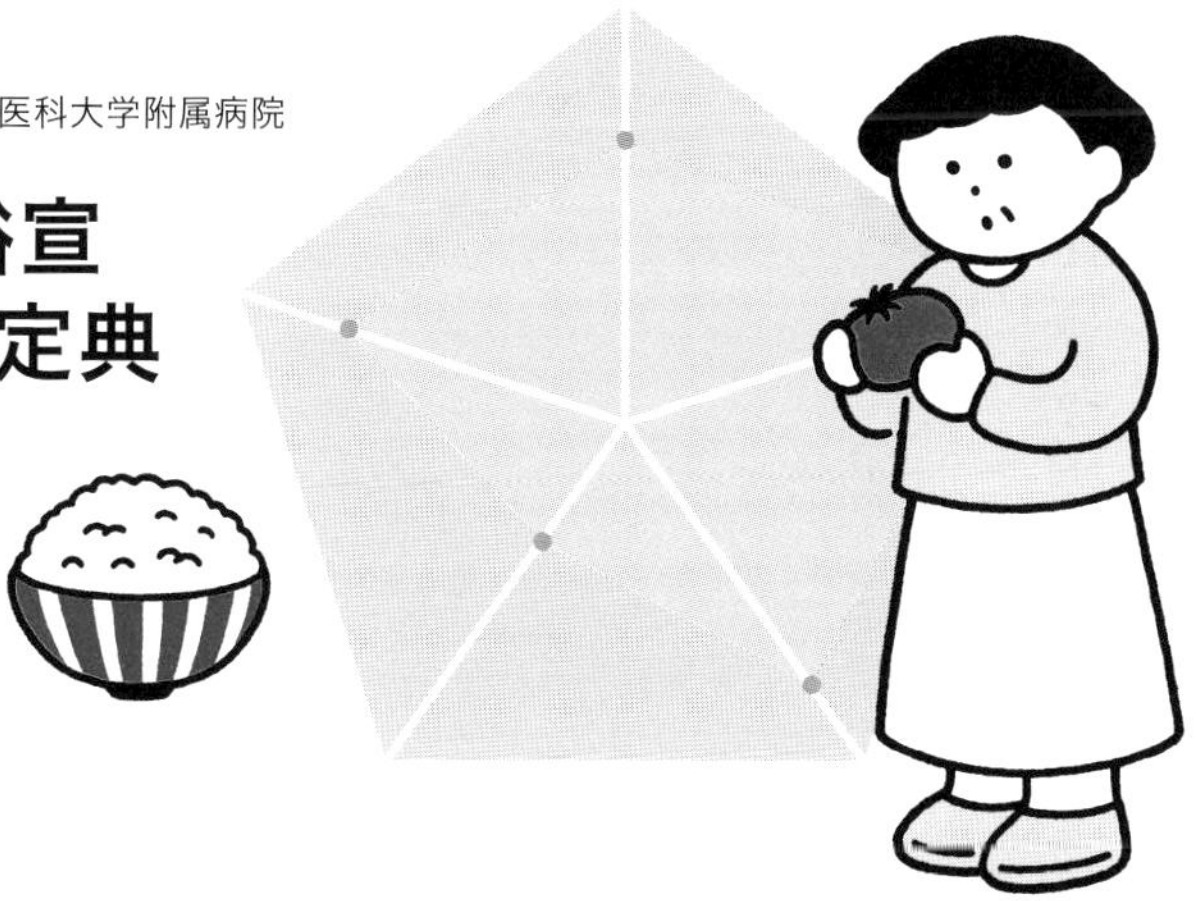

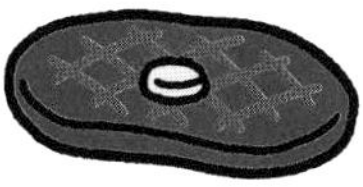

The New
Fifties
講談社

はじめに

50代、食習慣の見直しで「健康寿命」の長い体はつくれる

本書は、50代に必要な栄養素を効率的にとる方法、リスクを減らす食べ方のコツを、食材ごとに具体的に解説していく本です。毎日食べるものの選び方と、そのよりよい食べ方を、ズバリお教えいたします。

50代という年齢は、これまで20~30年積み重ねてきた生活習慣が、結果になって体に表れる時期です。

実際、心筋梗塞や脳梗塞などの患者数は、50代から一気に増加します。40代に比べるとその数は2~3倍にもなります。

現役世代ですから、「自分はまだまだ大丈夫」と思い込んでいる人も多いで

しょう。しかし、そろそろ意識してほしいのは、気持ちは元気でも体そのものは確実に老化している、ということです。

50歳といえば、70年前は寿命とされる年齢でした。それが今では人生100年といわれる時代、50歳はまだ人生の折り返し地点です。

単なる長生きではなく、心身共に健康で生活できる期間「健康寿命」を延ばすことが何よりも大切。そのために人生折り返し地点の今、必要なのが、食生活の見直しです。正しい食習慣は体を裏切りません。これまで無頓着な食生活を続けてきた方でも、今日から始めれば、十分体は変えられます。

50代こそ、栄養を今まで以上に意識するべきとき。健康寿命をどれだけ延ばせるか、その分かれ道に立っているのです。

この1冊が、皆さまの健康長寿につながることを、心から願っております。

東京慈恵会医科大学附属病院　栄養部
濱　裕宣
赤石定典

目次

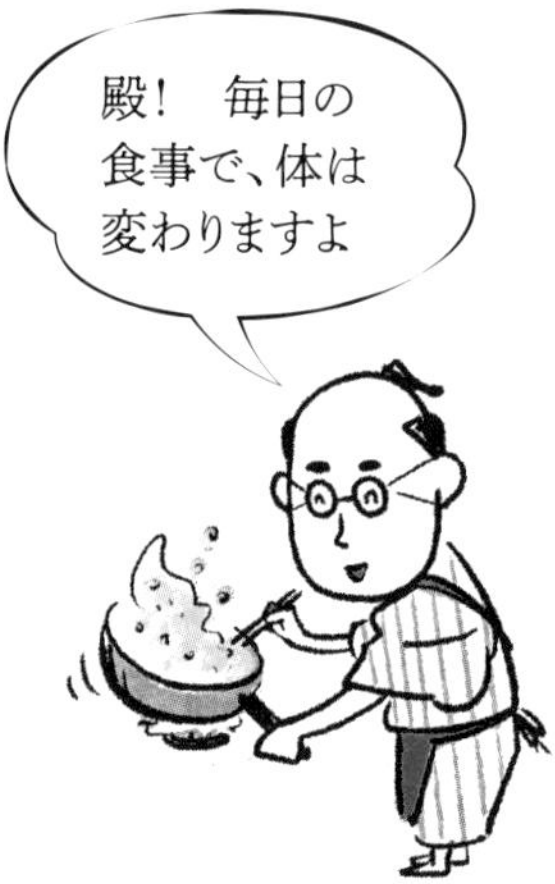

殿！ 毎日の食事で、体は変わりますよ

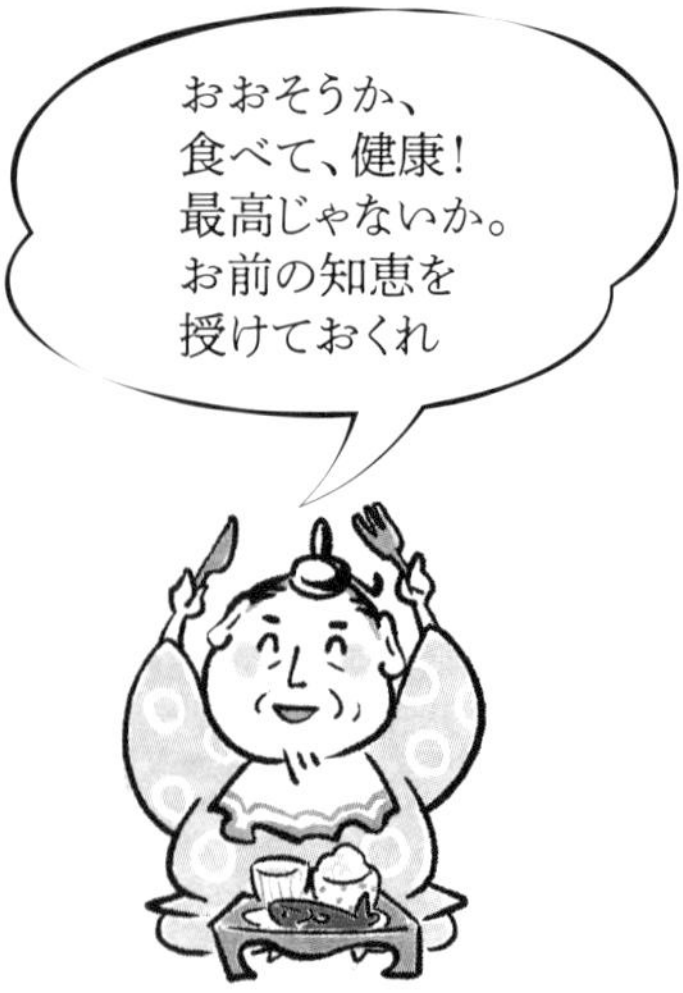

おおそうか、食べて、健康！最高じゃないか。お前の知恵を授けておくれ

食べることを無駄にしない毎日の食品と食べ方

eiyo column

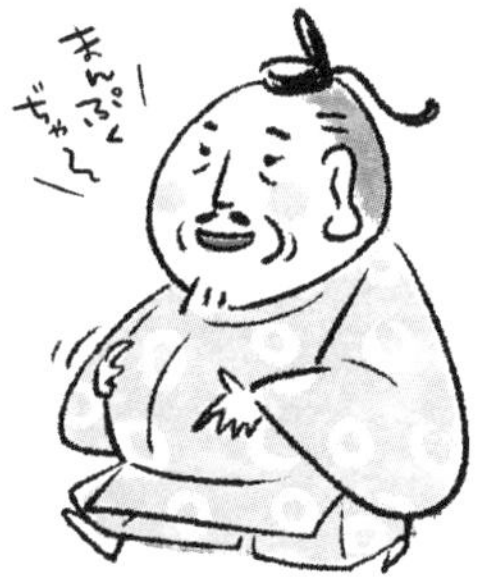

＊出典表記のない食品の成分値は「日本食品標準成分表2015年版（七訂）」（文部科学省）に準拠しています
＊食品や栄養素の解説は、エビデンスに基づいていますが、その効能を保証するものではありません。さまざまな条件によって、食品ごとの誤差、個人差が生じます

STAFF

装丁	大野リサ
本文デザイン	井寄友香
カバーイラスト	くにともゆかり
イラスト	こばやしまちこ
写真	PIXTA
執筆協力	伊藤 睦、大田由紀江
DTP	有限会社エムアンドケイ
編集協力	株式会社スリーシーズン

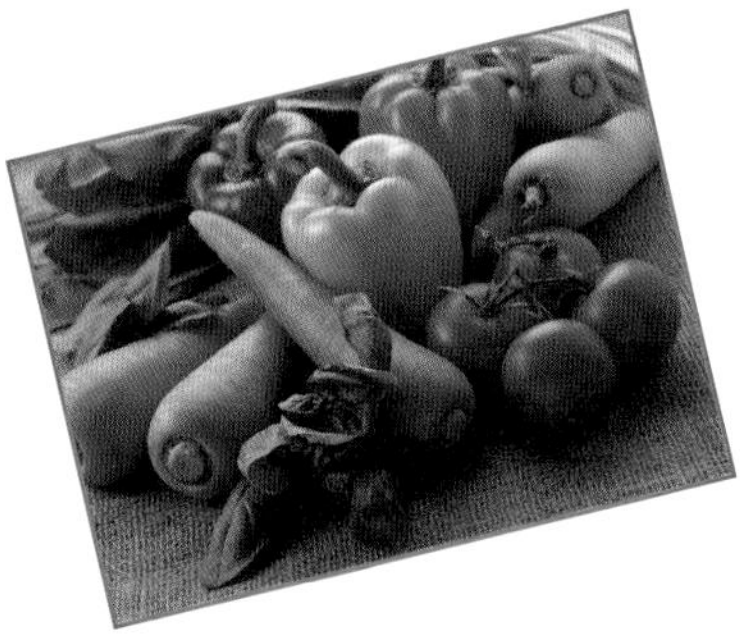

序章

50歳からでも間に合う!

死ぬまで健康を目指す食べ方の基礎知識

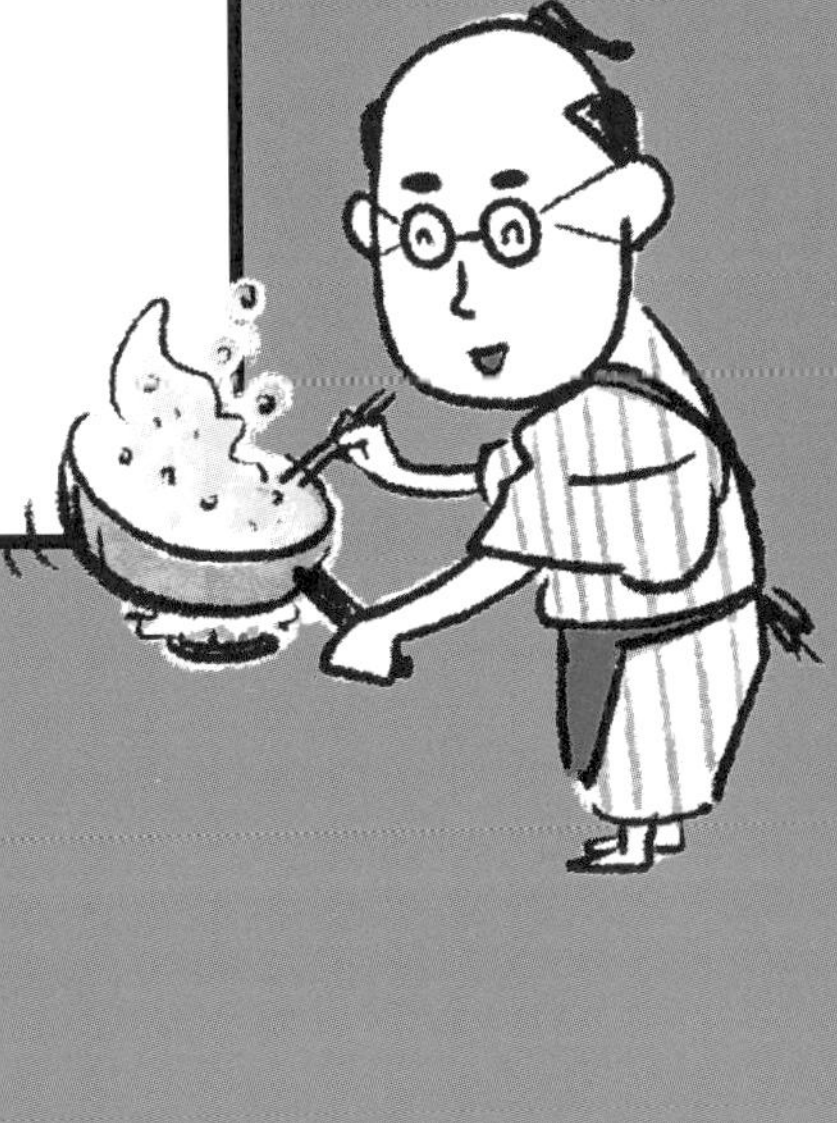

50代は5つのキーワードに絞って体の強化を！

❖健康寿命を延ばすための5つの要素

みなさんに**特に心がけてほしいのは、「血管」「筋肉」「骨」「肌」「腸内環境」**。この5本柱は、日本人に多い死因や高齢期の心身の衰え方から導き出したものです。

日本人の三大死因は、「がん」「心疾患」「老衰」（※1）といわれています。老衰は私たちが目指す理想的な死に方ともいえますが、がんや心疾患は「生活習慣病」です。

生活習慣病は、食事、運動、睡眠、ストレス、喫煙、飲酒など日々の習慣の積み重ねが原因といわれ、がん、心疾患のほかにも糖尿病、高血圧症、脂質異常症、動脈硬化症、脳血管疾患、骨粗鬆症など、現代人がかかる多くの病気が

※1 「平成30年（2018）人口動態統計月報年計」（厚生労働省）

生活習慣病とされています。気がつかないうちに進行し、ある日突然発症することもあります。

しかし、**食事や食べ方をはじめ生活習慣を見直すことができれば、これらの発症リスクを抑えることが可能**になるということもわかっています。

実際、80代、90代で元気に過ごしている人は、血管が強く、筋肉や骨がしっかりした歩ける方々です。

では、5つのキーワードについて具体的に説明しましょう。

キーワードその1 血管

❖動脈硬化の予防につながる食事を

50代から増える、**心筋梗塞や脳梗塞、高血圧症などの生活習慣病は、すべて血管の不調から起こる病気**です。

健康な血管はゴム管のように弾力性があります。心臓の拍動による圧力に合わせて収縮を繰り返し、血液がスムーズに流れていきます。しかし、**50代以降になると、多くの方に動脈硬化の症状が見られるようになります**。

動脈硬化とは、血管がしなやかさを失い狭くなること。ゴム管が劣化して硬くなり、ひび割れを起こしそうな状態と同じです。原因のひとつは加齢ですが、症状が進むのには、食事の偏りや運動不足などの生活習慣が関係しています。

いちばんの原因は、血液中の過剰な悪玉（ＬＤＬ）コレステロールです。血管内にできた小さな傷から血管の内膜に入り込み、次第にコブ状に膨らんで、血管を狭めます。コブが破れると、修復のため血小板が集まり、血栓（血液中にできる血の塊）ができて、血管を詰まらせてしまいます。

これが心臓の冠動脈で起これば心筋梗塞、脳なら脳梗塞のトリガーに。劣化した血管が破れ、脳出血を起こすこともあります。**動脈硬化があると、命に関わる症状を引き起こす可能性がある**のです。

ＬＤＬコレステロールが活性酸素によって過酸化脂質に変質すると、動脈硬化の進行も速くなります。ＬＤＬコレステロールはもちろん、活性酸素も増やさない食事を心がけ、動脈硬化を予防しましょう。

❖血糖値の急上昇を抑えて血管を健やかに

また、50代以降は血糖値が高くなる方も多く見られます。血糖値とは、血液中のブドウ糖濃度のことで、食前・食後で数値が変化するのが普通ですが、血糖値が高い状態が続くと血管に負担がかかり、血管が傷つきやすくなります。**血管の健康を保つには、血糖値の急激な上昇を抑えることが重要**です。血管を丈夫にする食べ物をとり、血糖値を上げない食べ方を実践しましょう。

具体的には、**脂質、糖質の過剰摂取に気をつけながら、血管の原料となるたんぱく質をはじめ、脂質や糖質の吸収を抑える食物繊維などの摂取がカギ**となります。

血糖値が上がるメカニズム
食事でとった糖質は、小腸でブドウ糖に分解、吸収され、血液中に流れ込み、血糖値が上がります。すると膵臓からブドウ糖を全身の細胞に送り込む働きをする「インスリン」というホルモンが分泌され、血糖値は下がっていきます。
摂取する糖質に対して、インスリンの量が足りなかったり、うまく働かなかったりすると、血液中のブドウ糖が余って高血糖になります。高血糖が恒常化すると糖尿病の発症につながります。

キーワードその2

筋肉

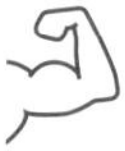

❖動けなくなるときに健康寿命は終わる

長年運動不足の方は、そろそろ注意が必要です。筋肉は動かすことで鍛えられるので、あまり**体を動かさない生活を続けていると、使わない筋肉はどんどん落ちていきます**。筋肉量が少ないと基礎代謝量も低くなるため、同じ量を食べても太りやすくなります。

腰痛や肩こり、関節痛で悩んでいる方も多いでしょう。骨は筋肉が支えているので、筋力が低下すれば体全体に大きな負担がかかります。それが積み重なって体のふしぶしの痛みにつながりますし、姿勢も乱れてきます。

ぜひ知っておいてほしいのは、高齢期の方に多く見られる「サルコペニア」です。サルコペニアとは、握力や下半身、体幹など全身の筋肉量が著しく減少する症状。歩行が困難になったり、飲み込むための筋力が低下して食事がしにくなったり、症状が進めば寝たきりになる可能性もあります。

症状が出たとしても、体が動かなければ、改善のために鍛えることすらできません。だからこそ、**体が元気な50代のうちに、筋肉量の維持に努めましょう。**

❖筋力の維持には十分な栄養補給が必要

筋力を鍛えるには、運動をして筋肉を使ってあげることが必須ですが、同時に、忘れてはならないのが食事です。特に、食事を簡単に済ませがちな方や、ダイエットをしている方は気をつけてください。**筋肉をつくるには、筋肉のもととなるたんぱく質をはじめ、筋肉の合成をサポートする栄養素が必要**です。**栄養素は、毎日の食事でしかとることができません。**やみくもに食事を減らせば、必要な筋肉まで落ちてしまいます。

「メタボ」には十分気をつけながらも、筋肉量はしっかり維持する。そのための食事をしっかりとる。50代になったら、運動と食事の両面に意識を向けていきましょう。今から実践すれば、何歳になっても行きたい場所に出かけ、おいしい食事を楽しめる活動的な人生を送れるはずです。

キーワードその3 骨

❖骨粗鬆症は男性にも多い！

骨量は20歳頃をピークに、40代後半になると減り始めます。骨量、特にカルシウムが大幅に減少して骨がもろくなる症状を骨粗鬆症といい、2015年の時点で、骨粗鬆症の方は約1300万人と推定されています（※2）。これは日本の総人口の約10％です。女性特有の病気と思われがちですが、**患者の4人に1人は男性**です。

骨量が減る原因は、古い骨を壊す「骨吸収」と、新しい骨をつくる「骨形成」のバランスが崩れてしまうこと。健康な骨は、両方が繰り返し行われていますが、加齢などが原因で「骨形成」が不十分になると、結果的に骨量が減っていきます。

骨量の減少は、腰痛などにつながり、骨粗鬆症ともなれば、背骨が極端に曲がったり、慢性的な痛みを引き起こしたり、ちょっと転んだだけで骨折したり

※2 『骨粗鬆症の予防と治療ガイドライン2015年版』（ライフサイエンス出版）

します。特に高齢者が大腿骨や足を骨折した場合、動けないため筋力も衰えて、そのまま寝たきりになるケースが多く見られます。

❖日本人は慢性的にカルシウム不足

骨量の減少を最小限にくいとめるには、骨をつくる栄養素をしっかりとること。骨量は骨密度を測って調べます。骨密度の高さは主にカルシウムの量で決まるので、カルシウムをとることは必須となります。しかし、国の摂取推奨量が1日に50代男性750mg、女性650mgなのに対し、実際には**50代男性平均468mg、女性平均489mgしかとれていません**（※3）。

また、カルシウムのほかにも、**ビタミンDやビタミンKなど骨の代謝に必要な栄養素**はたくさんあります。それらを食事でバランスよくとることで、骨の形成を促し、骨粗鬆症の予防につなげることができます。

元気なうちは、歩けなくなるなど想像がつきにくいものですが、丈夫な足腰は高齢になってからの対策では間に合いません。しかも、**カルシウムの吸収率は年齢と共に落ちていくので、骨密度の維持は早めの対策が効果的**です。

※3「平成30年国民健康・栄養調査」（厚生労働省）

キーワードその4

肌

❖肌の老化を速める活性酸素

年齢を重ねても若く見える人がいる一方で、実年齢より老けて見える人もいます。老けて見える一因に、肌の老化が挙げられます。

肌の老化は体内の活性酸素が増え、皮膚が酸化することで進行します。活性酸素とは、体内の酸素の一部が酸化したもの。りんごをカットすると切り口が空気に触れて、だんだん変色しますが、人間の体も同じです。人間の体内では、酸素を使って糖質や脂質などの栄養素をエネルギーに変換していますが、活性酸素はその過程で発生します。

活性酸素が過剰になると、**酸素が鉄を錆びさせる以上の強い酸化力を持ち、周りの細胞を傷つけて、がんなど病気のリスクを高めます**。皮膚もまた、酸化ストレスにより細胞が傷つき、老化が加速します。たとえば、体内には、活性酸素が増えて酸化が進むにつれ、活性酸素を除去する作用があるメラニン（※

※4
メラニンとは？
メラニン色素とも呼ばれます。シミのもととして知られていますが、肌への負担となる紫外線を吸収し、肌を守る役割を担っています。

※5
ファイトケミカルとは？
植物は紫外線や害虫な

4）を増やす仕組みがあります。その結果、肌荒れ、顔色の悪さ、シミなどにもつながります。

❖50代からは野菜とくだもので抗酸化力を補う

本来、人間の体には活性酸素を無害化し、細胞や組織を修復する抗酸化力が備わっていますが、**50代の抗酸化力はすでに減退ぎみ**。そこで、衰えた抗酸化力を外側から、つまり食品から十分に補う必要があります。

抗酸化成分は、野菜やくだものに多く含まれています。たとえば、緑黄色野菜に多いビタミンA（β-カロテン）やビタミンE、野菜やくだものに多く含まれるビタミンCで、これらは「抗酸化ビタミン」と呼ばれます。また、ファイトケミカル（機能性成分）（※5）の一種で色素成分のポリフェノールやカロテノイドにも強力な抗酸化力があります。

ビジネスの場面でも、視覚情報、つまり見た目の印象は大きな影響を与えるともいわれます。若々しい肌は、それだけで好印象を持たれます。肌の健康に意識を向けて、若々しさをキープしましょう。

どから身を守るため、色素や香り、辛み、苦みなどの成分をつくり出しており、それらはファイトケミカル＝植物由来の機能性成分と総称されます。多くが「抗酸化物質」として働き、私たちの健康を守るためにも有益な成分です。

化学式をもとにポリフェノール、カロテノイド、硫化アリルなどに分類することができ、ポリフェノールは植物の苦みや色素の成分、カロテノイドは動植物に広く存在する赤・黄・橙色の色素成分で、水に溶けにくく油に溶ける性質を持っています。そして、硫化アリルはにんにくや玉ねぎなどに含まれる辛み成分です。

キーワードその5

腸内環境

❖腸の健康が病気の発症リスクを抑える

腸は食べたものや水分を吸収する消化器官であると共に、免疫を司る器官でもあります。ウイルスなどから**全身を守る働きをする免疫細胞のうち、約7割が腸に集中**しています。

腸内にはさまざまな細菌が生息しており、その数は200種類、100兆個以上といわれています。

腸内細菌は種類ごとに集まっていて、その集まりは腸内フローラと呼ばれています。腸内フローラを構成している細菌は、その働きにより、善玉菌、悪玉菌、日和見菌の3つに分けられ（※6）、健康な体では、それぞれがお互いにバランスを取りながら良好な腸内環境をつくっています。**腸内フローラのバランスは年齢と共に変化し、悪玉菌の割合が増えていきます**。悪玉菌が増えると、腸内に有害物質が発生して、便秘や下痢といったお腹の不調を引き起こします。

※6
腸内細菌の種類と働き

・善玉菌
悪玉菌の侵入や増殖を防ぎます。腸の動きを促してお腹の調子を整えます。ビフィズス菌、乳酸菌など。

・悪玉菌
増加すると腸内で有害物質をつくり出します。脂質や動物性たんぱく質が多いと活性化し、便秘や下痢などお腹の調子が悪くなることも。ブドウ菌、ウェルシュ菌、大腸菌（有毒株）など。

・日和見菌
善玉菌と悪玉菌のうち、勢いが強いほうの味方をします。体が不調になると腸内で悪さをする傾向があります。バクテロイデス、大腸菌（無毒株）など。

腸内環境の悪化は、免疫細胞にも影響を与えるので、免疫機能も低下し、風邪もひきやすくなり、肌荒れ、アレルギーなどの症状にもつながります。

❖食品の力で腸内フローラのバランスを整える

腸内フローラのバランスは、加齢による体の機能の低下に加え、ストレスや食生活によっても崩れてしまいます。**加齢による体の変化を感じやすい50代以降は、腸内環境を健やかにし、免疫機能を高めることが必須。**悪玉菌の増殖・定着を抑える働きをする善玉菌を増やすことが、がんや生活習慣病の発症のリスクを抑えることにつながります。

善玉菌を増やすには、食事において2つのポイントがあります。ひとつは、**ビフィズス菌や乳酸菌といった善玉菌を直接とる**こと。ヨーグルト、納豆、漬物などに多く含まれています。

2つめは、腸内にもともとある善玉菌を増やす作用がある、**オリゴ糖や食物繊維をとる**ことです。これらの成分は、野菜、くだもの、豆類などに多く含まれています。

肥満やメタボを解消して生活習慣病を寄せつけない

❖50代男性の約4割は肥満者

厚生労働省の「平成30年国民健康・栄養調査」によると、**50代男性の37・2%が肥満者**です（※1）。

肥満とは、体脂肪が過剰に蓄積されている状態のこと。体重が重くても、筋肉量が多ければ肥満ではありません。逆に、見た目はそうでもないのに内臓脂肪（※2）が多い「隠れ肥満」の方もいます。ぽっこりとお腹だけが目立ってきたという方は要注意。メタボリックシンドローム（※3）予備軍です。

肥満は生活習慣病をはじめ、さまざまな病気の原因。**肥満となれば、たとえ必要な栄養素をとっていたとしても、寿命は縮んでいる**といっていいでしょう。

痩せるためには、運動と食事のコントロールが必要です。ただ、体重70kgの

※1
肥満者の割合は、厚生労働省が進める「健康日本21（第二次）」の指標であるBMI25以上の人。
BMI値の算出方法は体重（kg）÷身長（m）÷身長（m）

※2
内臓脂肪とは？
脂肪には皮下脂肪と内臓脂肪があります。皮下脂肪は皮膚と筋肉の間についている脂肪で、エネルギーを長期的にためています。皮下脂肪が多いと見た目にもぽっちゃりします。内臓脂肪は内臓の周りについている脂肪で、日常の活動に使うエネルギーとなります。皮下脂肪に比べて、

男性が30分ゆっくりジョギングして消費できるエネルギーは約１８０kcal。盛りのいいごはん1膳分程度です。運動だけで脂肪を燃やすには限度があります。

仕事が忙しく、運動もままならない方も多いはず。やはり**体型コントロールのメインは、食生活にある**といえます。

❖体型や目的によって食品を選ぶ

50代以降では、体のために食べるものを選ぶという視点が大事になります。

たとえば、肉には、牛肉、豚肉、鶏肉、羊肉などの種類がありますが、さらに部位による違いもあります。栄養面から見るとどれも重要なたんぱく源ですが、もっと細かく着目すれば、米を多く食べる人は糖質をエネルギーに変えるのに効果的な豚肉、体を鍛えたい人は羊肉や牛肉がよく、動脈硬化が気になるなら脂の多い肉や部位を控えるなど、目的ごとに食べ分けることが効果的です。

カロリーも高く栄養の偏りがちなラーメンは、50代にはあまりおすすめできませんが、食べるなら野菜の入ったタンメンにするなど、注意が必要です。

食生活の見直しには、自身の体質や目的を明確にすることも大切です。

内臓脂肪はつきやすく、取れやすいという特徴があります。

※3
メタボリックシンドロームとは？
メタボリックシンドローム（メタボ）は、腹部の内臓脂肪面積が多く、ぽっこりお腹の状態。腹囲が、男性85cm以上、女性90cm以上。そのうえで①最大血圧１３０mmHg以上かつ・または最小血圧85mmHg以上、②空腹時血糖値１１０mg／dℓ以上、③中性脂肪１５０mg／dℓ以上かつ・またはＨＤＬコレステロール40mg／dℓ未満の3項目のうち、2項目を満たすとメタボに該当します。糖尿病、心筋梗塞、脳梗塞などの生活習慣病の温床となります。

毎日食べているものが体をつくる
正しい食事＝健やかな体

❖栄養はサプリメントより食品でとるのがベスト

食品に含まれる成分のうち、**体内で栄養になる栄養素は主に29種類**あります。体をつくったり、動かしたりするのに欠かせないエネルギーになる三大栄養素「たんぱく質」「脂質」「炭水化物」、体の機能を調節する13種類の「ビタミン」、そして、微量ながら体の働きを助ける13種類の「ミネラル」です。

これらの栄養素は単独で作用しているわけではなく、ほかの栄養素と互いに作用し合っています。たとえば、カルシウムをたくさんとっても、ビタミンDが不足していると体への吸収率が低くなります。ビタミンEなどの脂溶性ビタミンは、油脂といっしょに摂取しなければ効率よく吸収されません。効率よく栄養素を吸収できる組み合わせを知っておくと、食べるだけで健康になれます。

食品にはもともと、多様な成分、栄養素が含まれています。たとえばヨーグルトには、腸内環境によい乳酸菌のほか、筋肉や骨をつくるたんぱく質やカルシウム、また、ビタミン類が豊富に含まれています。

さまざまな食品を食べることで幅広く栄養素がとれ、効率よく栄養素を吸収できます。

一方、栄養素ならサプリメントでとればいいじゃないか、と思うかもしれません。しかし、サプリメントは食事の代わりにはなりません。食事をせず、ビタミンやプロテインなどのサプリメントだけで栄養を補おうとすると、同じ栄養素ばかりをとることになり、逆に過剰摂取になりかねないからです。

約37兆個の細胞からなる私たちの体は、新しい細胞と古い細胞がたえず入れ替わっています。栄養素がなければ、細胞が生まれ変わることはできません。**毎日の食事からとる栄養素は、臓器や血管、骨、筋肉……体をつくるあらゆる細胞の材料であり、健康のもと**です。

❖カロリーよりも栄養が肝心

50代以降は太りやすい傾向もあって、食品のカロリーを気にしている人は多いでしょう。しかし、これからはカロリーだけでなく、食品に含まれる栄養素にも注目してください。

加えて、テレビやWEBの情報で「免疫力には○○がいい！」といわれたからと、同じものばかり食べるのも、みなさんが陥りがちな間違いです。**ふだん食べているものの中に、必要な栄養素は揃っています**。特別なものを食べるのではなく、日々の食事を大切に、食材をひとつひとつ自身の目的に合わせて選択しましょう。

昼食で定食を注文したときについてくる漬物。ごはんのおともに欠かせないおかずですが、塩分をとり過ぎだなという日は、食べないという選択肢もあります。あるいは、弁当についているしょうゆや納豆に添えられたタレは、あなたに必要でしょうか？

反対に、足りない栄養素をサイドメニューで補うという心がけも大切

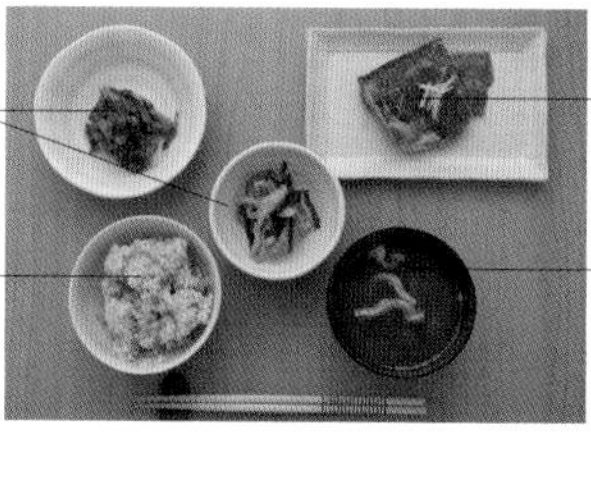

副菜
食物繊維、ビタミン、ミネラル、たんぱく質
主食
糖質、食物繊維
主菜
たんぱく質
汁物（具入り）
ビタミン、ミネラル

「一汁三菜」が正しい食事の目安
ごはん、汁物、主菜、副菜2品の定食タイプ。具だくさんみそ汁なら副菜1品&汁物でOKです。

です。間食に、コンビニエンスストアでも手に入る、カットフルーツや野菜スティックなどをつまんでもよいでしょう。

❖一食ごとに〝意識して〟食べる

自分で料理をしないときでも、みずから選択する余地はいろいろあることに気づくはずです。**今、自分は何を食べようとしているのか、日々、一食一食、意識することが健康への第一歩**です。

特に自分で料理をしない場合、出てきたものを何も考えずに口に運んでいる、ということになりがちなので気をつけましょう。

本書では、食材ごとに、何をどう選べばいいのかをお教えします。また、近年注目されている時間栄養学に基づいて「いつ食べるとよいか」も紹介します。

食事を作るときはもちろん、外食・中食（調理された食品をテイクアウトして食べること）で食事を選ぶときにぜひ役立ててください。

50代からの体と栄養　まとめの五ヵ条

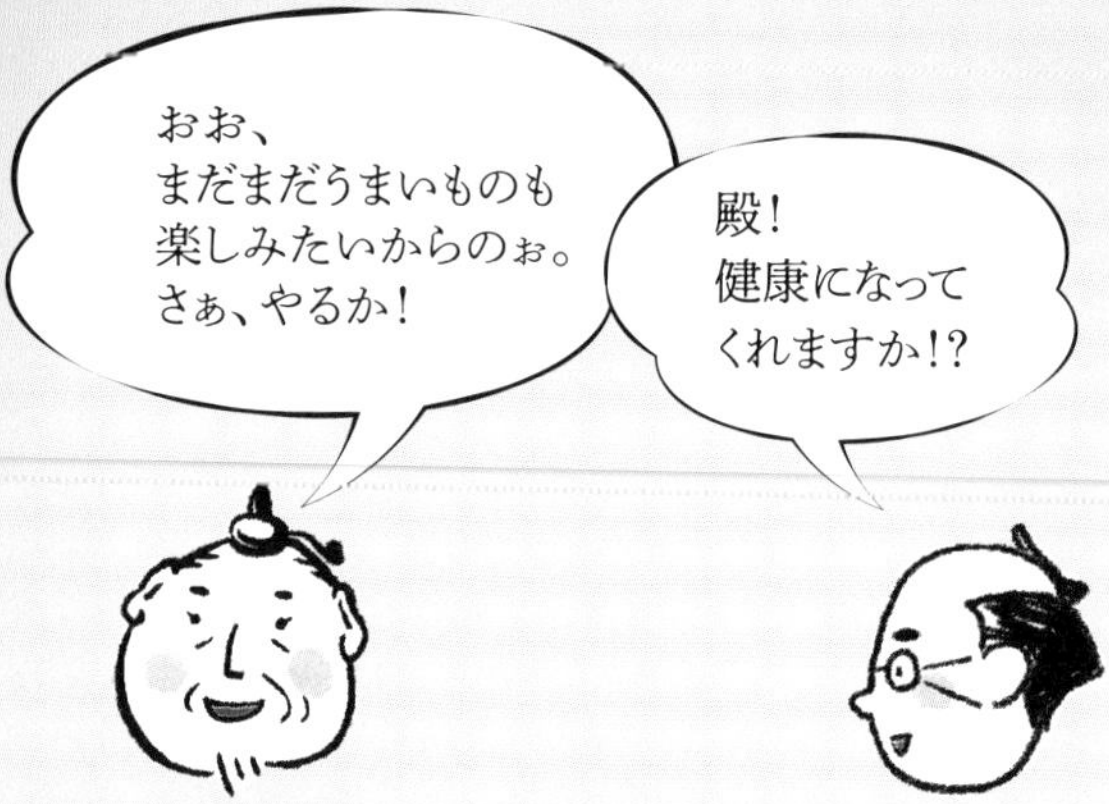
殿！健康になってくれますか!?
おお、まだまだうまいものも楽しみたいからのぉ。さぁ、やるか！

一　50代は体の老化が進む年代

二　血管、筋肉、骨、肌、腸内環境の5本柱で健康寿命を延ばす

三　肥満、メタボをなくして生活習慣病を寄せつけるな！

四　無意識に食べるべからず。意識が変われば体も変わる

五　毎日の食事こそが健康の源。食材の栄養や効能を知れば、食事の質は高まる

食べることを無駄にしない
毎日の食品と食べ方

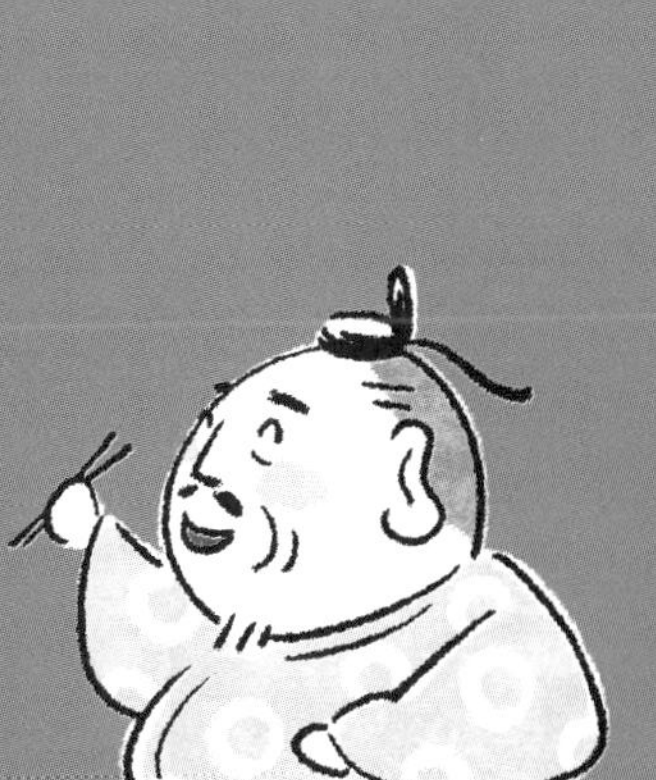

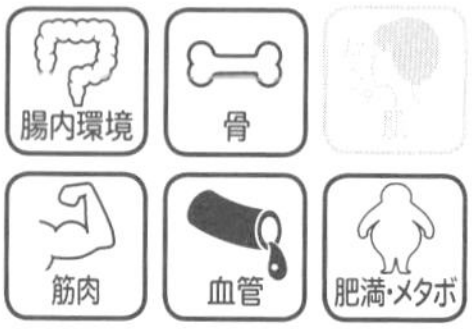

納豆

摂取目安 1〜2パック／日

納豆独自の成分・ナットウキナーゼで血流を改善！
血管の健康には必須。

血管を健やかに保つ
効果的な食べ方

其の一
納豆菌を活性化！
常温に戻して食べる

其の二
白い糸でナットウキナーゼを保護！
しっかりかき混ぜてからタレを入れる

其の三
70℃でナットウキナーゼが死滅！
熱々のごはんにのせない

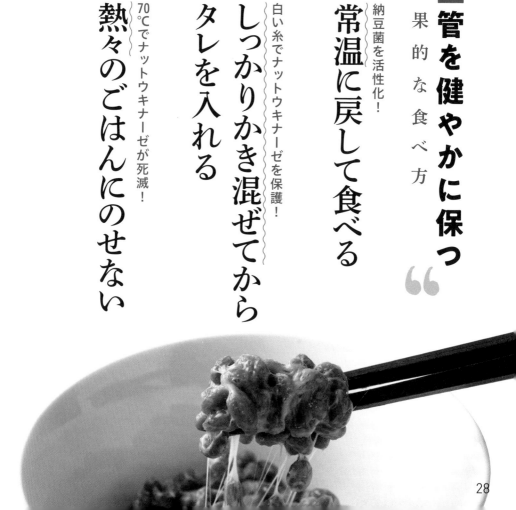

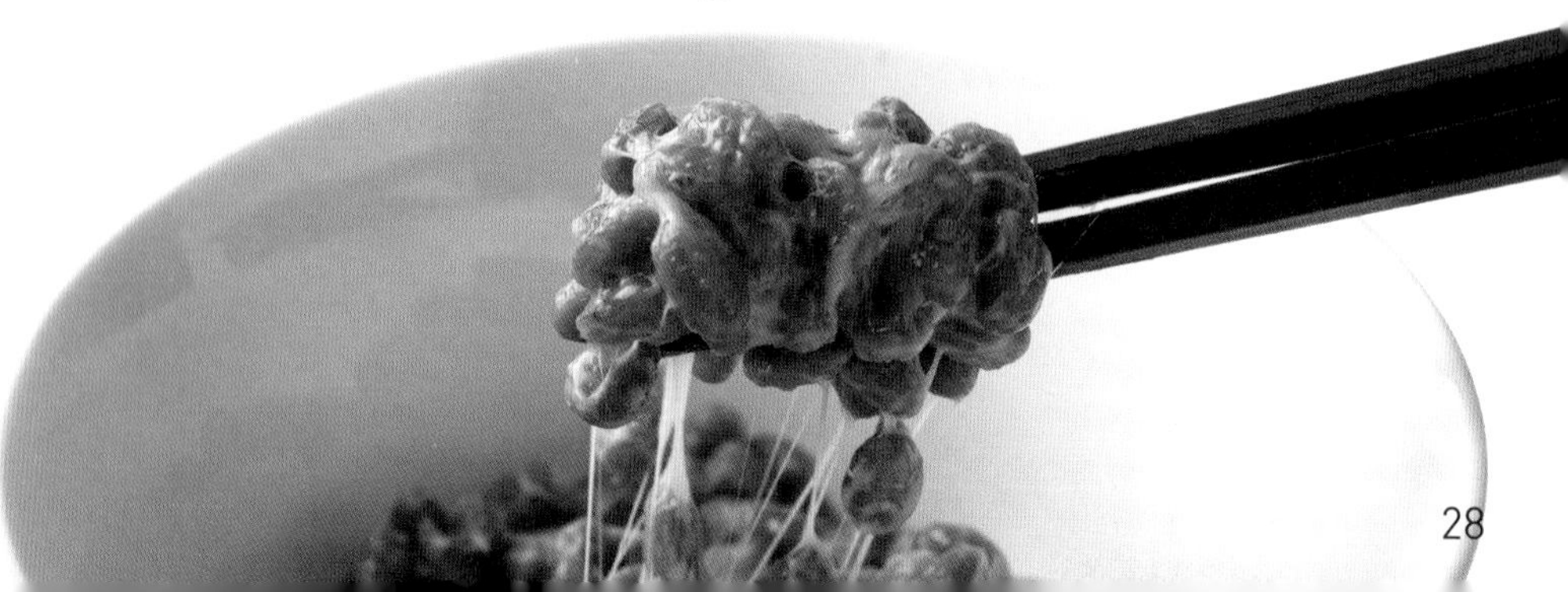

効果最大

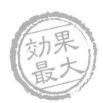

栄養のプロが大判定!
納豆ランキング

手軽で栄養豊富な大豆製品です。血栓の溶解をサポートするナットウキナーゼのもと、納豆菌の数や食べやすさから格づけしました。

1 ひきわり納豆

大豆が細かく砕かれた状態のもの。ネバネバのもとになっている納豆菌が最も多くとれるのがコレ!

2 小粒納豆

納豆菌の量は幾分劣るが、口当たりがよく、安価で手に入れやすい。

3 大粒納豆

大粒の大豆でつくられた納豆。ひきわり納豆に比べ、混ぜても糸を引きにくいので、残念ながら第3位。

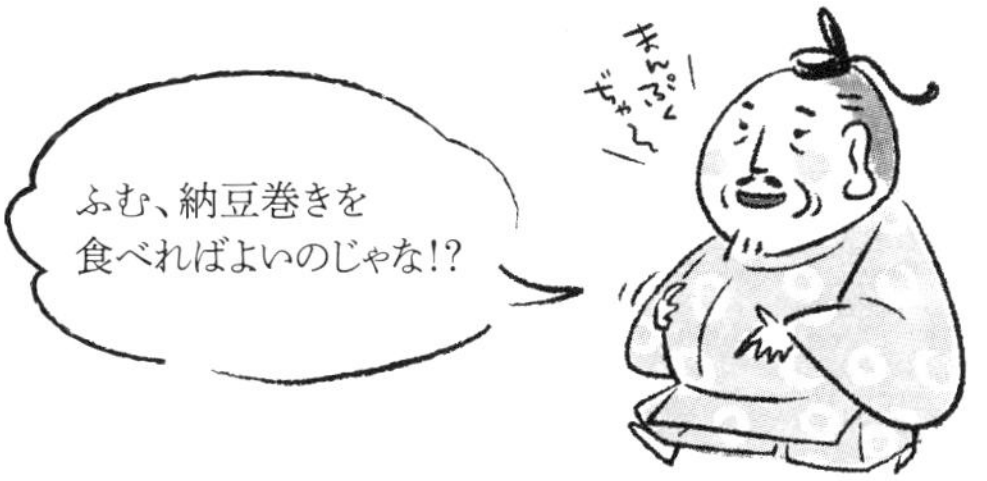
まんぷくぢゃ〜
ふむ、納豆巻きを
食べればよいのじゃな!?

参考資料

ひきわり納豆 でこれだけの栄養がとれる!

納豆の中でも
効果を得やすい
ひきわり納豆の栄養は
次のとおり。
たんぱく質と食物繊維が
同時にとれます。

□ ひきわり納豆1パック(50g)でとれる主な栄養の1日当たりの必要量に対する割合

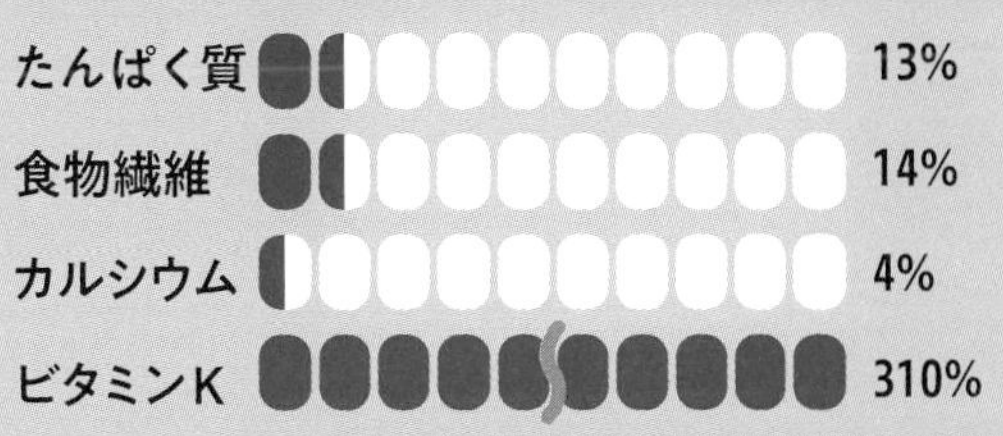

*『日本人の食事摂取基準2020版』男性(50〜64歳)をもとに算出

□ 主な栄養成分(1パック〈50g〉当たり)

エネルギー	97kcal	ナトリウム	1mg
たんぱく質	8.3g	カリウム	350mg
糖質	2.3g	カルシウム	30mg
食物繊維	3.0g	ビタミンK	465μg
脂質	5.0g	マグネシウム	44mg

1日1〜2パックの納豆が血管を丈夫に保つ

❖ナットウキナーゼがたっぷりとれるひきわり納豆

納豆がなぜ体によいのか、それはなんといっても**ナットウキナーゼ**（※1）**がとれる**からです。

ナットウキナーゼは納豆を混ぜたときに出る、あのネバネバに含まれる成分。納豆菌からつくられるので、その名のとおり**納豆にしか存在しない貴重な酵素**です。

ナットウキナーゼの特徴は、**血液中の血栓を溶かすのを助ける作用があること**（※2）。血流が改善され、高血圧の予防になるなど、血管の健康にひと役もふた役も買っています。日本人の死亡原因で、がんに続いて多いのが心疾患をはじめとする血管障害によるものです。**血管を良好**

※1
ナットウキナーゼとは？
大豆を納豆菌で発酵させる過程で産生される納豆特有の酵素。1980年代に血栓（血液中にできる血の塊）を溶解する作用が報告され、注目されました。脳梗塞や心筋梗塞の予防が期待できるほか、血の巡りをよくし血圧を下げる効果が見込まれます。大脳にできる老人斑（アミロイドβたんぱくの凝集）は、アルツハイマー病の原因のひとつとされますが、その沈着を防ぐという研究も。

に保つことは、健康寿命を延ばすことにつながります（※3）。

納豆の種類では細かく刻まれたタイプの「ひきわり納豆」がいちばん。表面積が大きい分、納豆菌の量が多く、そこから生まれるナットウキナーゼも最も多くとれます。

❖50回かき混ぜてネバネバにする

食べるときにもコツがあります。納豆菌は常温に戻すと活性化するため、食べる20分前に冷蔵庫から出し、発酵を進めてから、**最低でも50回かき混ぜる**ようにしてください。よく混ぜるほどネバネバ成分が多くなり、ナットウキナーゼが増えます。

タレは必ず、混ぜた後に加えましょう。先に加えてしまうとネバネバが出にくくなってしまいます。ナットウキナーゼはネバネバでしっかりコーティングされていると、胃酸からも保護されて、生きて腸まで届きます。

なお、ナットウキナーゼは熱に弱く、50℃を超えると働きが鈍くなり

※2
血中に血栓ができるメカニズム
加齢により血管が硬くなると、内膜にコレステロールや脂肪物質がたまり、内膜がどんどん厚く硬くなり、血管をふさぐようになります。これを血栓といいます。血管の硬化が進行すると、高血圧などの刺激により血栓がはがれ、血管を詰まらせることも。

※3
中年以降の血栓が引き起こす病
血栓により血管が詰まると、心臓では心筋梗塞、脳では脳卒中などを招きます。特に中高年以降に起こりやすく、重篤化すると命にも関わります。血流を促すための食材を意識してとりましょう。

ます。熱々のごはんにはのせないこと。ちょうど温かいと感じる48℃程度なら、活性を保ったままとることができます。

ナットウキナーゼの効果は、体内で吸収されてから4時間後に出るといわれています。血栓は寝ている間、水分が不足しているときにできやすいので、ドロドロ血が心配な方は、朝食よりも夕食時に食べるとよいでしょう（※4）。

❖納豆は良質な植物性たんぱく源になる

納豆は優れたたんぱく質もとれます。

栄養学では、**1日に摂取するたんぱく質は、動物性1：植物性1の割合が理想**とされています。動物性たんぱく質は、肉、卵、乳製品、魚などさまざまな食品からとれますが、**良質な植物性たんぱく質が手軽にとれるのが、大豆と大豆製品**です。納豆は、たんぱく質の中でも体内ではつくれない、必須アミノ酸を多く含む良質なたんぱく質です（※5）。

※4
何をいつ、どれだけ食べるのかを考慮した「時間栄養学」の考え方。

※5
体内ではつくれないアミノ酸がとれる
アミノ酸には、人間の体内で合成される非必須アミノ酸と、体内では合成されないため、食品からとらなければならない必須アミノ酸があります。

※6
ビタミンKとは？
カルシウムを骨に吸着させたり、骨からの流出を防いだりする働きがあります。骨粗鬆症予防・改善の強い味方。納

❖骨を強くするカルシウムとビタミンKが一度にとれる

また、中高年以降は骨粗鬆症にも気をつけたいところ。**骨粗鬆症は女性に多いと思われがちですが、男性の発症率も年々増えています。**自覚症状がないまま、ある日突然骨折していた「いつの間にか骨折」も急増しています。

丈夫な骨に欠かせないカルシウムは、食物繊維と並んで日本人に不足しがちな栄養素のひとつ。その点、**納豆にはカルシウムと、さらにビタミンK（※6）が多く含まれています。**

この2つを同時にとるのは、骨にとって非常に効率的です。なぜならビタミンKは、カルシウムが骨に吸着するのを助ける作用があるからです。ビタミンKは人間の腸内でも合成される成分ですが、食品からもとるのが理想。食品に含まれる量としては、納豆が断トツです。

豆を筆頭に、海藻、しそ、モロヘイヤなどに含まれます。またビタミンKは、止血のために働く血液凝固因子を体内でつくるとき必要な物質。健常な方が摂取しても何の問題もありませんが、循環器系疾患などでワーファリンなど抗凝固薬を服用している方にはNGのケースが。その場合、納豆の食べ方は医師に相談してください。

ビタミンD＋クエン酸でカルシウムの吸収アップ

納豆との食べ合わせでおすすめの栄養素は、ビタミンDとクエン酸です。骨を丈夫にするカルシウムは、ビタミンDによって骨まで運ばれ、さらに、クエン酸によって吸収が促されるという仕組みがあるからです。あと一品というときに、取り入れるといいでしょう。ビタミンDは卵や魚類、きくらげに多く含まれ、クエン酸は柑橘類や梅干しなどに含まれる酸味の成分です。

みそ

腸内環境　肌

摂取目安　1杯/日

発酵した大豆のパワーで、生活習慣病やがんのリスクを下げる！　抗酸化力で老化を防止する。

免疫機能を高める 効果的な食べ方

其の一　1日1杯の習慣化が大切

毎日の発酵食で、良好な腸内環境をキープ！

其の二　赤みそは朝、白みそは夜に食べる

赤みそにはメラノイジン、白みそにはGABAが！

其の三　火を止めてから、みそを入れる

熱湯に入れると、みそに含まれる乳酸菌が死滅する

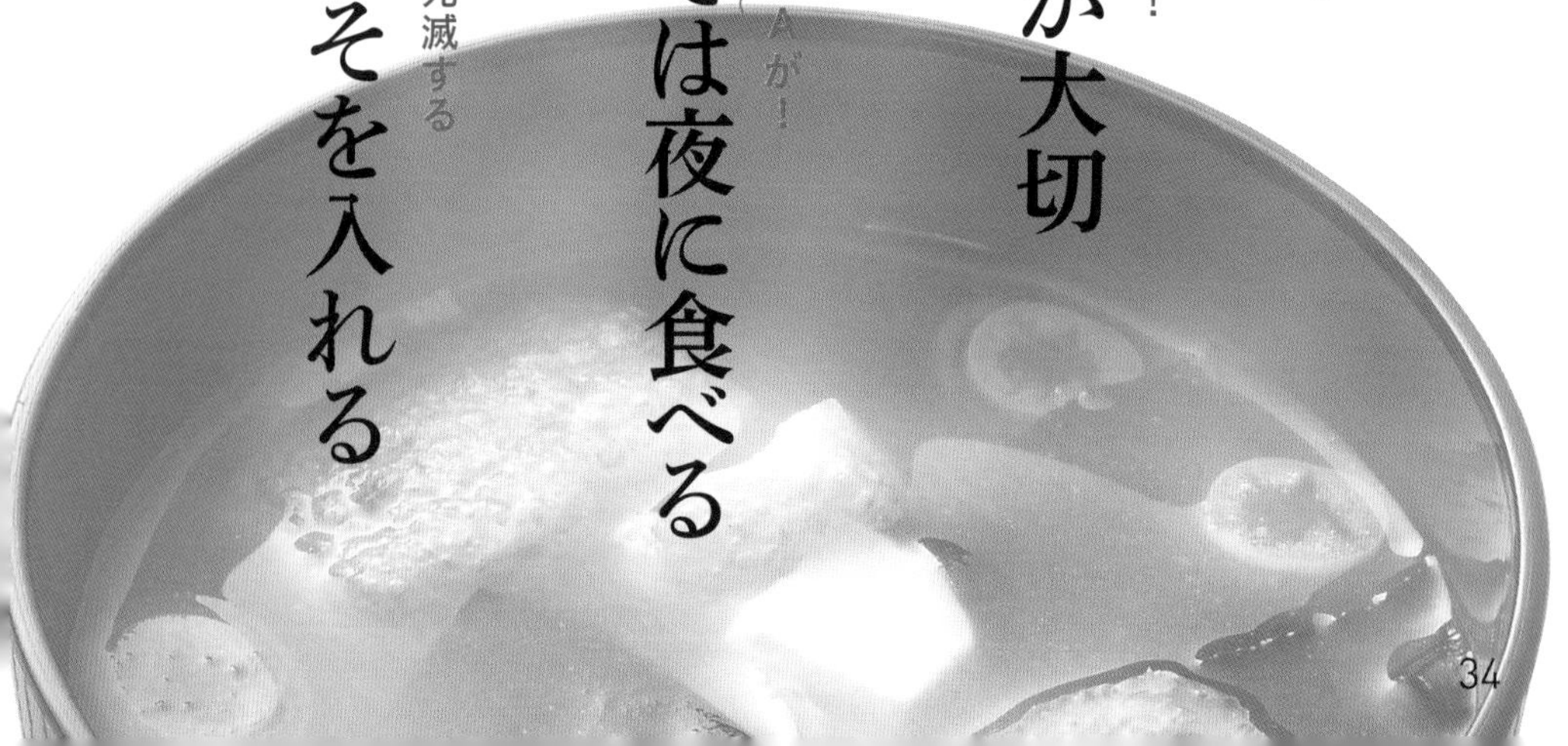

効果最大

みそランキング

栄養のプロが大判定！

日本各地、地域によって種類もさまざま。どんなみそでも毎日とることが大切ですが、各みその持つ成分の違いでおすすめ順を決めました。

1 赤みそ

発酵、熟成の過程でできる抗酸化力が高い米みそ。色素成分・メラノイジンが最も多く含まれる。仙台みそ、江戸みそなど。

2 麦みそ

九州、瀬戸内地方に多いみそで、甘みと香ばしさが特徴。米麹のみそに比べて食物繊維が多く、2位にランクイン。

3 淡色みそ

発酵、熟成の度合いが赤みその次に進んでいる米みそ。信州みそや越中みそにあたる。

4 白みそ

発酵、熟成の度合いを浅く仕上げる米みそ。ストレス解消効果が期待できるGABAを多く含む。京都産が有名。

注目しよう！

具だくさんみそ汁

たった1杯でこれだけの栄養がとれる！

みそそのものの効能に加え
具によっても
手軽にさまざまな栄養成分が
とれるのもメリット。
具をたっぷり入れ
栄養価を高めて
いただきましょう。

□1杯のみそ汁でとれる栄養成分の例

みそ（信州みそ10g）

たんぱく質	1.3g
糖質	1.7g
食物繊維	0.5g
脂質	0.6g
カルシウム	10mg
エネルギー	19kcal
食塩相当量	1.2g

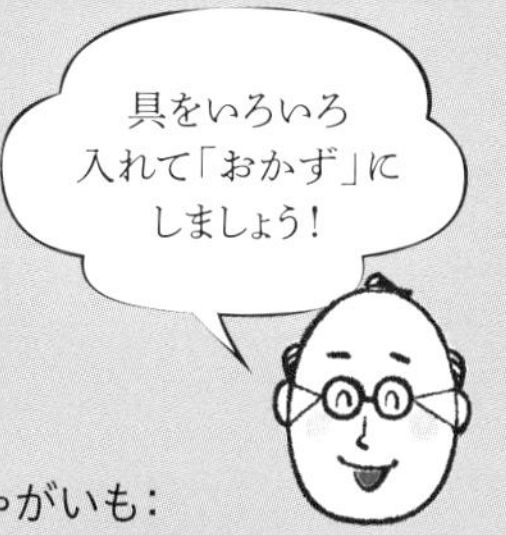
具をいろいろ
入れて「おかず」に
しましょう！

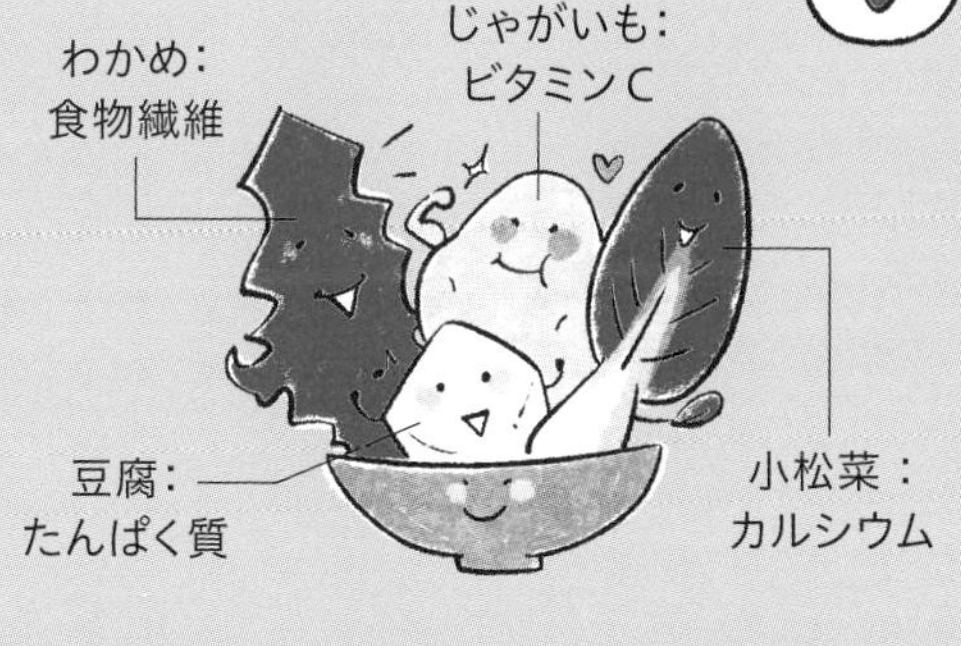
わかめ：
食物繊維
じゃがいも：
ビタミンC
豆腐：
たんぱく質
小松菜：
カルシウム

朝は赤みそ、夜は白みそみそ汁は野菜たっぷりで

❖朝は赤みそで体の代謝をアップ

発酵食品であるみそ（※1）は、**豊富な乳酸菌の働きで善玉菌を増やし、免疫機能を高めるのにひと役買います**。少なくとも**1日1杯、みそ汁を飲みましょう**。

みそにもいろいろな種類がありますが、色（発酵時間によって色や成分が変化します）で比較した場合、**50代には色の濃い赤みそがおすすめ**です。

赤みそをとるなら断然、朝に。**赤みそには、抗酸化物質のメラノイジン（※2）が多く含まれている**からです。メラノイジンは大豆たんぱくと麹の糖が結びついて生まれる、褐色の香ばしい物質です。活性酸素を除

※1
そもそもみその種類って？
種類は麹の原料によって大きく分けると、米みそ、麦みそ、豆みそがあり、いずれも主材料に蒸し煮にした大豆が使われています。味わいや色によっても分類され、たとえば、京都の西京みそ（白甘米みそ）、中部地方の八丁みそ（豆みそ）など、各地方でその土地の食文化や風土を生かした特徴あるみそが作られています。国内で生産されているみその約8割は米みそです。

※2
メラノイジンとは？
たんぱく質と糖を合わせて加

去し、代謝アップを促進する働きがあります。朝食で赤みそをとれば、メラノイジンの働きで体の機能がしっかり目覚めます。

さらに、**メラノイジンには血糖値や血圧、コレステロール値の上昇を抑える作用もあります**。生活習慣病が気になる50代には特におすすめです。

❖ストレス解消&快眠の秘訣は夕食の白みそ

一方、白みそは夜にとるといいでしょう。みその中でも**白みそには唯一、GABA（※3）という神経伝達物質が含まれている**からです。

GABAには脳の興奮を抑える作用があり、リラックスした状態をつくると考えられています。1日の終わりに白みそをとれば、不眠の改善も期待できます。

夜中に空腹を感じるのも、脳の興奮状態が関係していることがあります。夜の白みそで心身がリラックスすれば、食べ過ぎの防止も期待できます。

熱すると、2つが化学的に結びつく糖化反応＝メイラード反応が起こります。みそやしょうゆの発酵過程でも、大豆たんぱくと麹の糖が同様に結びつきます。抗酸化物質のひとつメラノイジンは、血糖値やコレステロール値の上昇を抑える作用のほかに、腸に届いて善玉菌を増やす作用も報告されています。

※3
GABAとは？
アミノ酸の一種でγ-アミノ酪酸ともいいます。脳や脊髄に抑制系の神経伝達物質として広く分布し、興奮を鎮める、血圧を安定させる、入眠を促すなどの作用を持ちます。食品ではみそ、発芽玄米、納豆、カカオなどに含有。みそでは麹菌が大豆たんぱくのグルタミン酸からGABAをつくります。

❖たっぷりの野菜が塩分排出を促進

塩分のとり過ぎを気にして、みそ汁を敬遠している方がいるかもしれませんが、みその栄養はしっかりとりたいところです。

毎日飲むのが心配という方は、野菜がたっぷり入ったみそ汁がいいでしょう。塩分の排出を促すカリウムが多く含まれた野菜（※4）が入っていると、なお安心です。減塩みそを活用するのも手です。

❖みそは50℃以下で投入する

みその効果を引き出すには、重要なポイントがひとつ。**みそは必ず、50℃以下の湯に加えます**。みそを加えた後、間違ってもグツグツ煮立てるのはＮＧです。なぜなら、みそに含まれている乳酸菌が死滅してしまうからです。

自分で作るなら、みそ汁の具に火が通ったらいったん火を止め、温度が下がるのを待ち、仕上げにみそを溶かし入れるのが正解です。インス

みそ汁の具、何がいい？

季節の野菜や肉、海藻、豆腐や油揚げといった大豆製品などから、おかずと重ならない食材を2〜3種類組み合わせると、足りない栄養素を補うことができます。たとえば、豚肉のしょうが焼き、トマトサラダ、冷や奴がおかずの場合、わかめときのこを具にすれば食物繊維をしっかりと補えます。豆腐などのたんぱく質に、野菜2〜3種を合わせた具だくさんみそ汁なら、立派なおかずに。卵かけごはんがあれば、良質なたんぱく質やビタミンもとれます。また、サバ缶も魚のよいだしが出るうえ、血液をサラサラにするＥＰＡ、脳活性によいＤＨＡが溶け出した汁を無駄なくとることができます。

※4

カリウムを多く含む食品

みそ汁の具に合うものでは、里いも、ほうれん草、さつまいも、岩のり、モロヘイヤ、

タントのみそ汁にも、50℃以下のお湯を使いましょう。

❖発酵食品で医者いらずの人生に

全国で行われる平均寿命の調査で、いつもトップクラスにいるのが長野県、ワーストクラスにいるのが青森県です（※5）。長寿の理由は、みそも関係していると考えられます。食塩摂取量で比べるとあまり変わらず、むしろ長野県の方が多い。ただ、長野県はみそなどの大豆調味料を日常的に使う食文化が、古くから根づいている地域です。一方、青森県は、塩蔵品など塩調味料の文化が残っています。

国立がんセンター研究所（現国立がん研究センター）の平山雄博士による有名な疫学調査（1981年）によると、**みそ汁を毎日飲む人は、ときどき飲む人や、飲まない人と比較して、胃がんによる死亡率が低い**ことがわかっています。日本人男性にとって胃がんは罹患率2位（※6）の高リスク疾患。**1日1杯のみそ汁で胃がんのリスクを減らす**ことができるのです。

ニラ、小松菜などです。

みそのたんぱく質は吸収されやすい

発酵によってアミノ酸に分解されていることから、みそのたんぱく質は効率よく吸収されます。また、材料の大豆由来のカルシウム、ビタミンB群も豊富です。

※5
2015年の厚生労働省の調査で、長野県は平均寿命が女性全国1位、男性全国2位（「平成27年都道府県別年齢調整死亡率」）。じつは野菜摂取量もトップクラス。2012年には、野菜摂取量が全国1位になっています（「平成24年国民健康・栄養調査」）。

※6
2017年全国がん登録による「全国がん罹患データ」。

豆腐

腸内環境　骨　肌　筋肉　血管　肥満・メタボ

摂取目安 100～150g/日

良質な植物性たんぱく質など豊富な栄養成分に加え、大豆由来の機能性成分が生活習慣病予防に有効。

生活習慣病を防ぐ
効果的な食べ方

其の一 温冷どちらでもとにかく食べる
調理法にかかわらず大豆たんぱく質の消化吸収率が高い

其の二 少量食べるなら凍り豆腐を選ぶ
豆腐の栄養分が凝縮

其の三 ビタミンB_6といっしょに食べる
たんぱく質の代謝を促進する

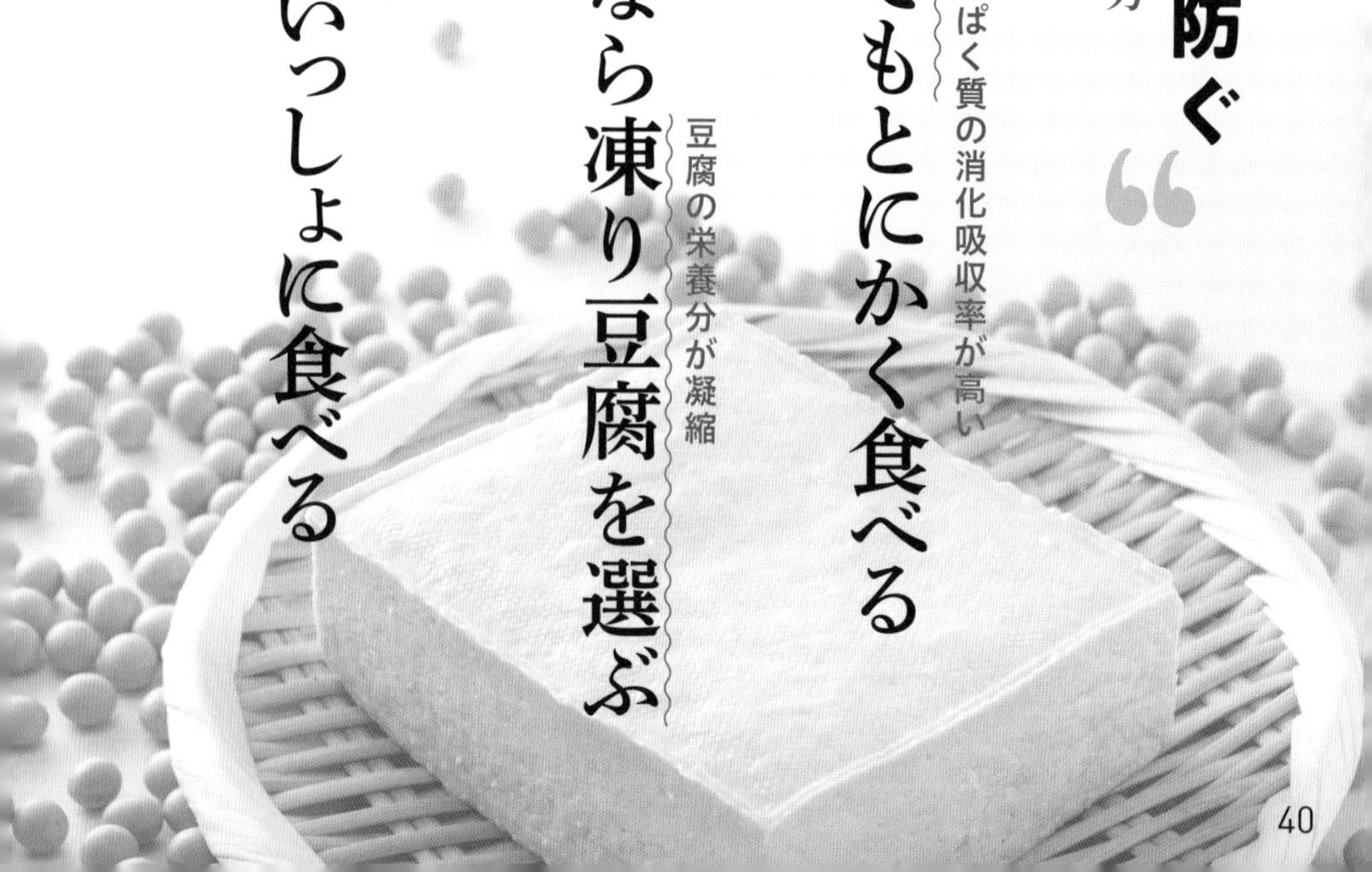

効果最大

豆腐ランキング

栄養のプロが大判定！

どの豆腐でも大豆由来の豊富な栄養成分がとれますが、製造工程によって水分量が変わるため、栄養価に違いが出ます。

1 凍り豆腐

高野豆腐ともいう。製造工程で豆腐の栄養がぎゅっと凝縮されるため、生の豆腐よりも一層栄養価が高い。

2 木綿豆腐

ほかの生の豆腐に比べると水分が少ないので、同じ分量でもより高栄養に。たんぱく質は絹ごし豆腐の1.3倍！

3 絹ごし豆腐

豆乳に凝固剤を加えてそのまま固めるので、水分が多い。なめらかで、食べやすさはいちばん。

注目しよう！

大豆の機能性成分には生活習慣病を防ぐ効能が多数！

肥満予防、
コレステロールの抑制など、
健康が気になる50代は
今こそ大豆の力を
見直しましょう。

□ 大豆からとれる注目の機能性成分

栄養素に当たらないものの、健康を保ち、病気を予防する効果が期待される成分を「機能性成分」といいます。大豆の機能性成分は下の通り。豆腐はもちろん、おからや納豆、きなこなどの大豆製品からもとることができます。

大豆サポニン	大豆レシチン	大豆イソフラボン
大豆のえぐみ成分で、活性酸素の働きを抑えるのに役立つ抗酸化成分。脂肪がたまるのを抑えるので肥満予防に役立つ。血管内膜についた脂肪を流して、血栓を予防する作用もある。	脂質の一種。血管内のコレステロールを溶かして血流を改善する作用がある。血液が固まるのを防いで、内膜に付着しないようにする働きもあるので、動脈硬化を予防する。	大豆の胚芽に含まれる物質。エストロゲンと呼ばれる女性ホルモンと似た働きをするので、更年期障害の軽減や骨粗鬆症の予防に効果がある。また、前立腺がんなどのがん予防に関わる働きも報告されている。

凍り豆腐は少量でも良質なたんぱく質がたっぷり

❖豆腐は植物性たんぱく質の宝庫

豆腐は茹でた大豆から絞り出した豆乳を固めた大豆製品です。**アミノ酸スコア100の良質なたんぱく質（※1）がたっぷりとれる**ことで知られています。しかも、豆腐のたんぱく質の消化吸収率は90％以上。大豆の栄養価をほぼ丸ごと吸収できるのは、冷や奴でも、温めても変わりません。胃腸が疲れていたり、食欲のないときは、豆腐だけでも食べるといいでしょう。

たんぱく質は、筋肉や血管の組織の材料となる成分です。50代以降は、特に血管の病気が起こりやすい傾向にあるので、**血管が詰まったり破れたりしないよう、たんぱく質をしっかりとる必要があります**。

※1
たんぱく質とは？
筋肉、内臓、骨格、皮膚、さらには免疫細胞、ホルモン、神経伝達物質など、体のあらゆる組織や物質の材料になっているたんぱく質。人の体には約10万種類のたんぱく質があります。たんぱく質は、アミノ酸でできています。たんぱく質を構成するアミノ酸は20種類あり、そのうち「必須アミノ酸」と呼ばれる9種類のアミノ酸は体内で合成できないため、食品からとる必要があります。食品に含まれるアミノ酸のバランスを数値で示したものが「アミノ酸スコア」です。スコアが高い、優れたたんぱく源は、ぜひ積極的に食べたいもの。スコア100（最高値）の食品は、動物性では牛、豚、鶏などの肉、卵、牛乳、アジ、鮭など。植物性では大豆などがあります。

肉や魚からもたんぱく質はとれるものの、肥満やコレステロールの増加の原因になる脂質もいっしょにとることになります（※2）。その点、豆腐は低脂肪高たんぱくです。また、植物性たんぱく質にはコレステロールの低下作用があり、全身の血流改善を促すとも考えられています。

❖重量当たりの栄養価は、凍り豆腐がトップ

栄養価が高いという点で比較すると、同じ量を食べるなら凍り豆腐（高野豆腐）が断トツです。

凍り豆腐は木綿豆腐を凍らせ、低温で熟成したのち、さらに乾燥させて作ります。水分が含まれていない分、木綿豆腐や絹ごし豆腐など生の豆腐より、栄養分がぎゅーっと凝縮されています。

凍り豆腐であれば、生の豆腐よりも少量で効率よく栄養がとれます。とはいえ、凍り豆腐だけでは飽きてしまうので、その日の献立によって、凍り豆腐と生の豆腐を使い分けるといいでしょう。

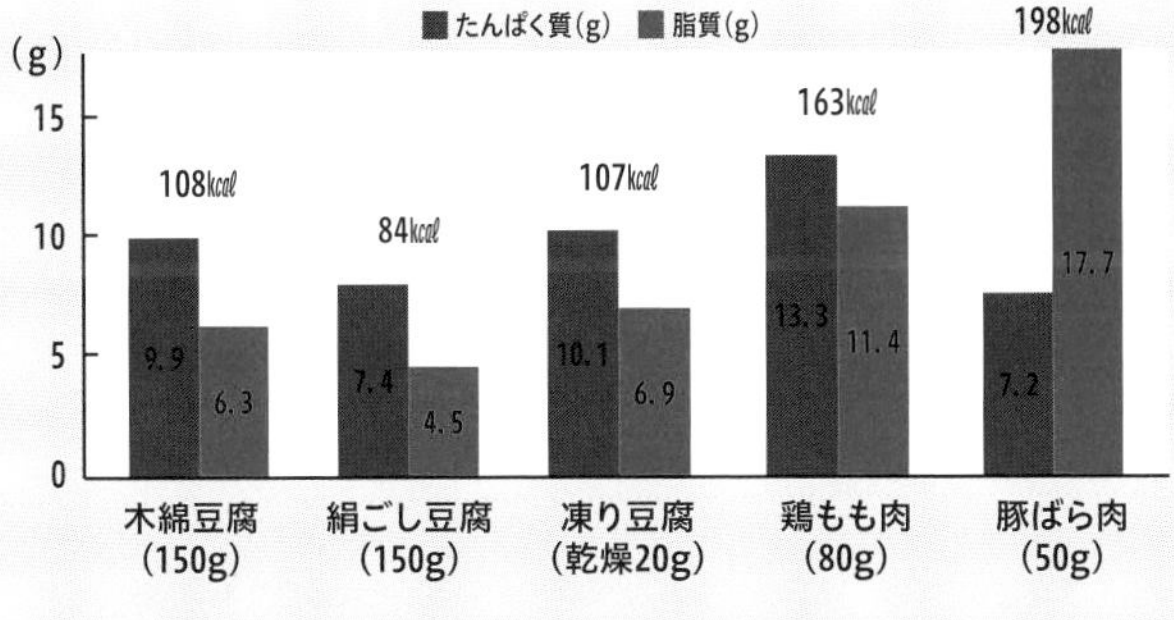

※2 豆腐と肉の栄養量比較（1食当たり）

❖ダイエットには絹ごし豆腐がベター

一方、ちょっとメタボぎみで**豆腐のカロリーも気になるという方は、絹ごし豆腐を中心に選ぶ**といいでしょう。凍り豆腐は栄養価が高い分、カロリーも高いのです。

絹ごし豆腐と木綿豆腐は、水分量に違いがあります。絹ごし豆腐は豆乳を凝固剤で固めて作りますが、木綿豆腐はさらに水分を絞って仕上げたもの。絹ごし豆腐より、栄養分が凝縮しています。たんぱく質の量は、絹ごし豆腐の約1・3倍。その分、カロリーも少し高いのです。よって、ダイエット中でカロリーが気になる方は、絹ごし豆腐を選ぶといいでしょう。

❖ビタミンB_6といっしょに食べて効率アップ

豆腐を食べる際、**ビタミンB_6を含む食品と組み合わせれば、たんぱく質の吸収がよりスムーズ**になります。ビタミンB_6は、魚や肉、野菜、く

大豆食材のおすすめ順は？

大豆の栄養が丸ごととれる順に格づけしてみると次のとおり。

1位　大豆
2位　おから
3位　納豆
4位　豆腐
　　　豆乳
6位　きなこ

植物性たんぱく質は毎食とりたい良質な栄養素ですが、肉や魚に含まれる動物性たんぱく質ほど食材の選択肢が多くありません。大豆や大豆製品ならどれでも構わないので、朝食に納豆、夕食に豆腐、間食代わりに豆乳など、自分がとりやすいルールを考え、意識して食べましょう。

だものなどに含まれる水溶性のビタミンです。補酵素として、食品からとったたんぱく質の代謝をサポートします。マグロの赤身やカツオ、牛レバーをはじめ、ししとうやバナナなどに多く含まれています。

ビタミンB_6は体内でも合成されるため、欠乏症にはならないとされていますが、たんぱく質を多めにとっている方は、不足しないように、意識してとるといいでしょう。

❖一品で栄養がとれる、ばくだん豆腐

豆腐の食べ方でおすすめなのは、具だくさんの「ばくだん豆腐」です。オクラ、キムチ、たくあん、青ねぎのみじん切りを豆腐にのせ、マグロのブツ切りを加え、温泉卵を割り入れて、しょうゆをまわしかけて食べます。ビタミンB_6がしっかりとれるうえ、脂質が少なく、低カロリーで満足感が得られる一品です。シンプルな食べ方をするなら、夏は冷や奴、冬は湯豆腐がおすすめ。長ねぎや削り節、しょうがのすりおろしなど、薬味をたっぷり添えると抗酸力を補うファイトケミカルもとれます。

豆腐の材料、豆乳やおからもおすすめ

無調整豆乳は豆腐の材料です。栄養価は豆腐のほうが高いですが、豆乳でもたんぱく質やカルシウム、大豆イソフラボンなどが手軽にとれます。無調整豆乳が飲みにくい場合は、調整豆乳や豆乳飲料でも。ただし加糖されているため、飲み過ぎには気をつけてください。

おからには大豆の食物繊維が豊富に含まれているので、便秘が気になっている方には特におすすめします。

肉類

筋肉　血管　肥満・メタボ

摂取目安　**1食分**/日

筋肉や臓器、血液など体のもととなるたんぱく質の補給源。免疫機能が正常に働く健康的な体づくりに欠かせない。

“リスクを体にためない”

スマートな食べ方

其の一
夜は脂身の少ない肉にする
肉の脂肪は病気のリスクを高める

其の二
ごはんと共にとるなら豚肉
ごはんの糖質を燃やすビタミンB_1が補給できる

其の三
牛肉や羊肉は焼き過ぎない
たんぱく質が変性して、L-カルニチンの働きが鈍くなる

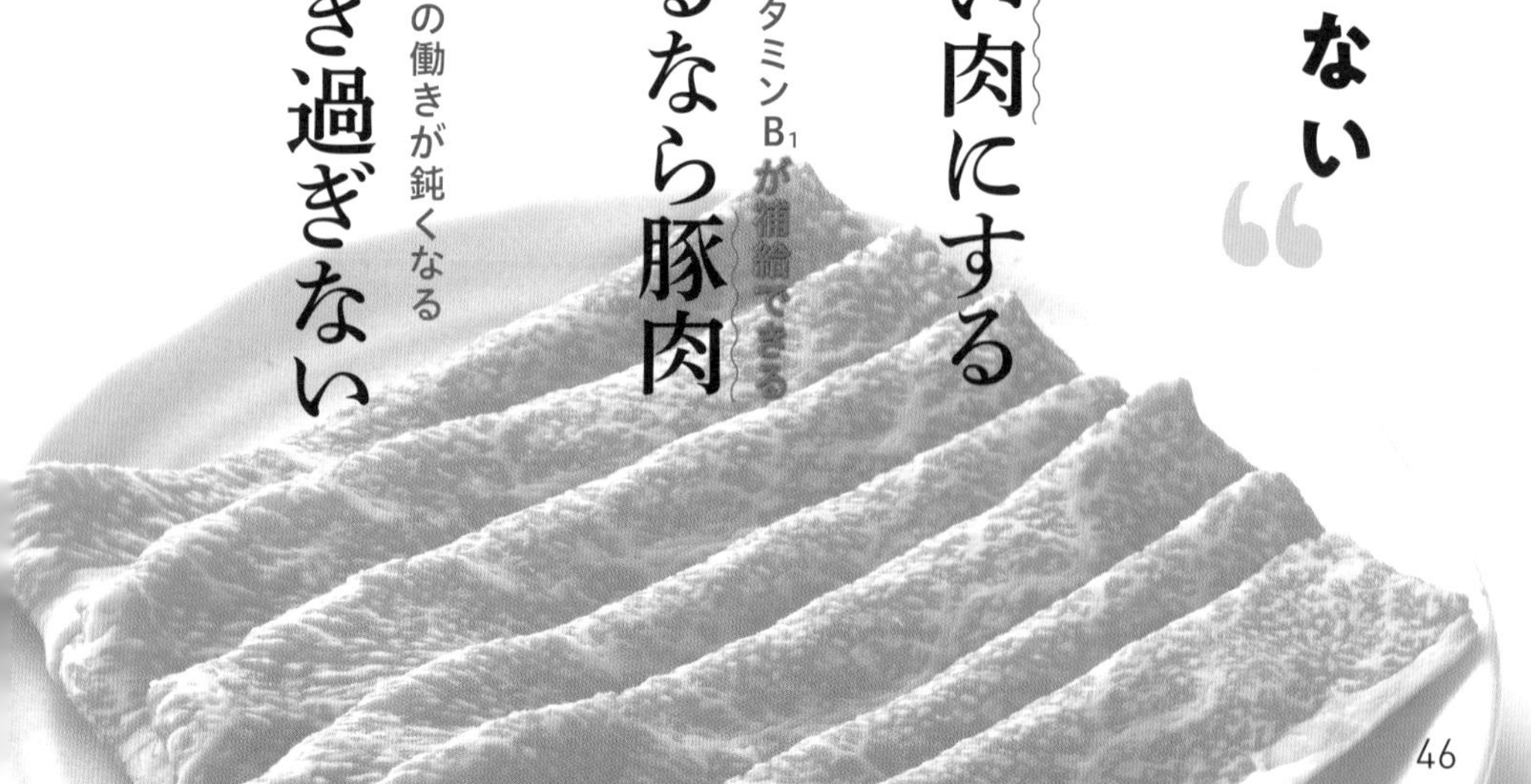

効果最大

肉類目的別ランキング

栄養のプロが大判定！

ごはんをよく食べる人

ごはんの糖質を効率よくエネルギーに変換させるには、ビタミンB_1が不可欠です。豚肉に豊富な水溶性のビタミンですが、特に赤身部分に多く含まれています。

1	豚ヒレ肉	ビタミンB_1	1.32mg
2	豚もも肉	ビタミンB_1	0.90mg
3	豚ロース肉	ビタミンB_1	0.69mg

関節が気になり始めた

骨や肌によいといわれているコラーゲンを多く含むうえ、手軽で量もとりやすい鶏肉でランキング。生成を助けるビタミンCと共に日頃からとりましょう。

1	鶏手羽元	コラーゲン	1990mg
2	鶏もも肉	コラーゲン	1560mg
3	鶏手羽先	コラーゲン	1550mg

＊出典：「20代から50代日本人女性における食事由来コラーゲン推定摂取量の特徴」野口知里、小林身哉、小山洋一『栄養学雑誌』Vol.70 No.2 120-128（2012）

避けたい肉ワースト3

肉食のリスクのひとつは、脂質過多。肉の脂質のほとんどは、肥満や動脈硬化の原因になる飽和脂肪酸です。特に牛肉の脂肪酸は豚肉よりも高リスクです。

ワースト1	牛バラ肉	脂質	39.4g
ワースト2	牛ロース肉	脂質	25.2g
ワースト3	豚バラ肉	脂質	35.4g

筋肉量を増やしたい人

筋トレ中の方は、肉の種類を意識すると◎。体脂肪が多い人は、脂肪が少なく、また脂肪燃焼をサポートするL-カルニチンが豊富な肉を。体脂肪が少ない人は、筋肉づくりに有効な、脂肪が少なく、たんぱく質が多い肉にしましょう。

体脂肪が多い

1	羊肉（マトン）ロース	L-カルニチン	191mg
2	牛ヒレ肉	L-カルニチン	63.0mg
3	牛もも肉	L-カルニチン	55.9mg

体脂肪が少ない

1	鶏むね肉 皮なし	たんぱく質	23.3g
2	鶏ささ身	たんぱく質	23.0g
3	豚ヒレ肉	たんぱく質	22.7g

＊出典：「L-カルニチン―注目の生体内アミノ酸―」田島眞『日本調理科学会誌』Vol.37 No.1 104-107（2004）、「各種食肉に含まれるL-カルニチン含有量とその変動要因」田島眞『実践女子大学 生活科学部紀要第46号』9〜13（2009）

＊栄養素の含有量は食品100g当たりのもの。

50代になったら目的別に肉を選ぶのが鉄則

❖動脈硬化予防には、夜は脂身を避ける

筋肉をつけ、丈夫な血管をつくることが大切になる50代からは、**目的別に肉を選んで、良質なたんぱく質をとる**ようにしてください。肉のたんぱく質は、大豆などの植物性たんぱく質に比べて、体に吸収されやすいのがメリットです。

肉の種類や部位によって、たんぱく質の比率は変わります（※1）。肥満やメタボが気になる方は、目的に応じて賢く選びましょう。

年齢を考えると、**牛肉と豚肉は注意が必要**です。**鶏肉と比較して脂質が多く、そのほとんどが飽和脂肪酸だから**です。肉の脂身を想像してください。飽和脂肪酸は溶ける温度が高いので、常温では固体です。**特に**

※1 部位による肉の栄養量比較（100g当たり）

	牛						豚					鶏			羊
部位	ヒレ	もも	サーロイン	かた	ロース	バラ	ヒレ	もも	ロース	かた	バラ	ささ身	むね	もも	ロース
たんぱく質（g）	**20.8**	**20.5**	18.4	17.9	16.5	12.8	**22.2**	**21.5**	21.1	18.5	14.4	**23.0**	21.3	16.6	15.6
脂質（g）	11.2	9.9	20.2	14.9	**25.2**	**39.4**	3.7	6.0	11.9	14.6	**35.4**	0.8	5.9	14.2	**25.9**
エネルギー（kcal）	195	181	270	217	308	426	130	148	202	216	395	105	145	204	310

＊太字はたんぱく質が豊富な部位、茶色字は脂質が多く、食べ過ぎ注意部位。

牛肉の脂は融点が高いので人間の体内でも固まりやすく、血中コレステロールを増やします。食べ過ぎてしまうと、動脈硬化まっしぐらです。飽和脂肪酸が特に多く含まれているのは、牛バラ肉、牛ロース肉、豚バラ肉など。夜は鶏肉にするか、牛や豚でもヒレ肉など脂の少ない部位を選びましょう。

❖糖質を多めにとるなら豚肉がベスト

ごはんやパン、麺類などの**糖質をたくさん食べるなら、おかずは豚肉がおすすめ**です。**豚肉は、糖質からエネルギーをつくるのに欠かせない、ビタミンB₁（※2）が豊富に含まれている**からです。

脳は糖質（ブドウ糖）をエネルギー源としています。ビタミンB₁をいっしょにとることで、記憶力の向上や精神的な安定につながる可能性があります。糖質をたくさん食べるなら、豚肉のビタミンB₁と組み合わせることで、心身の健康を維持しましょう。

豚肉のビタミンB₁を無駄なくとるコツは、茹でないことです。ビタミ

※2
ビタミンB₁とは？
糖質の代謝を促す栄養素。食事からとった糖質をエネルギーに変えるとき、補酵素として働く必須の栄養素。肉類では飛びぬけて豚肉に多く、牛肉の8～10倍も。不足して糖質の代謝が低下すると、乳酸などの疲労物質がたまって疲れやすくなり、重症化すれば脚気の原因に。脳の中枢神経と手足の末梢神経の働きにも関係が深く、イライラや倦怠感、筋肉痛などを緩和する効果もあります。またアルコールの分解にも使われるので、お酒をたくさん飲む方は補給を心がけて。

ンB_1は水溶性なので、茹でるとビタミンB_1の半分は水に溶け出してしまいます。

おすすめの食べ方は、焼き肉や炒め物です。最強の組み合わせは豚肉と玉ねぎの炒め物。玉ねぎのアリシンという成分がビタミンB_1と結びつき、ビタミンB_1の吸収が大幅にアップします（※3）。

❖メタボが気になるなら羊肉と牛肉

体脂肪を燃やしたい人におすすめは羊肉。続いて牛ヒレ肉、牛もも肉と続きます。羊肉や牛肉には、**脂肪を燃やし、筋力アップのサポートをする成分、L-カルニチンが豊富に含まれている**からです。筋肉がつけば代謝も上がり、さらに脂肪が燃えやすい体になります。羊肉には、肉類には珍しく不飽和脂肪酸が多いのもおすすめする理由のひとつです。

L-カルニチンは体内でも合成される成分ですが、加齢によって貯蔵量が減少するといわれます。食事で積極的に補っていきましょう。

L-カルニチンは熱に弱いので、羊肉や牛肉は焼き過ぎないこと。弱火

※3
ビタミンB_1+アリシンで糖質の燃焼が10倍に
豚肉のビタミンB_1と、ねぎ類に含まれるアリシンが結びつくと、アリチアミンという成分になります。すると、吸収が格段にアップします。アリシンは、玉ねぎやにんにく、長ねぎを切ったときに、ツンと鼻をつく香りと辛みの成分。ビタミンB_1の吸収を助け、糖質の燃焼や疲労回復を促します。血液の凝固を抑制する作用があることから、動脈硬化や血栓の予防効果が期待されます。

でじんわり加熱したラムチョップやローストビーフなど、低温調理の料理がベストです。

一方、**脂肪をあまりとりたくない人は、低カロリーかつ低脂質、高たんぱく質の、鶏むね肉や鶏ささ身がおすすめ**です。鶏肉はどのようなメニューでも、含まれる栄養素が大きく損なわれることはありません。肉は食べたいけれど、ヘルシーな食事を心がけたいときにぴったりです。

❖骨や肌の健康には鶏肉がよい

鶏肉は安価で手に入りやすいうえコラーゲンを多く含むため、こまめに取り入れたい食材です。コラーゲンは体内で細胞をつなぎ合わせる役割をしており、皮膚や骨などに多く含まれます。**年齢が増すにつれコラーゲンの量は少なくなるため、食事からとることを意識して、皮膚や骨を丈夫に保ちましょう**。

コラーゲンは鶏の皮の部分に多く含まれています。加熱すると溶けるので、汁ごと食べられるスープや鍋料理がおすすめです。

注目の有効成分
イミダゾールジペプチド

鶏むね肉に100g当たり1223㎎含まれる、抗酸化成分。疲労回復効果が報告されています。イミダゾールジペプチドには活性酸素を抑制する作用や、脳血流を改善して脳の老化を防ぐ効果がある、という研究結果も発表されています。

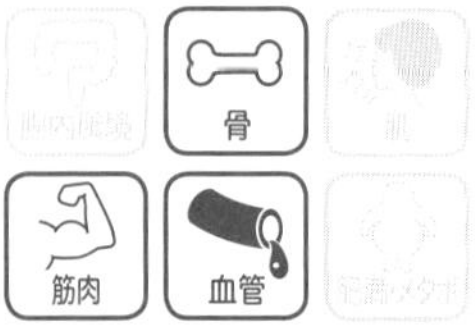

魚介類

摂取目安 **1食分**／日

白身魚は低脂肪＆高たんぱくで体づくりに効果的。赤身魚は脂に含まれる不飽和脂肪酸が血液をサラサラに！

賢い食べ方

よい筋肉や滞りのない血管をつくる

其の一

焼くより、刺身、煮魚で食べる

焼くと脂が流れ出てしまう。赤身魚は特に脂がとれる調理法に！

其の二

干物は避け、缶詰を活用する

干物は塩分過多！　さらに酸化もしている

其の三

夕食は白身魚を食べる

肥満ぎみの人は、脂質が多めの赤身魚は朝に。白身魚は夜に

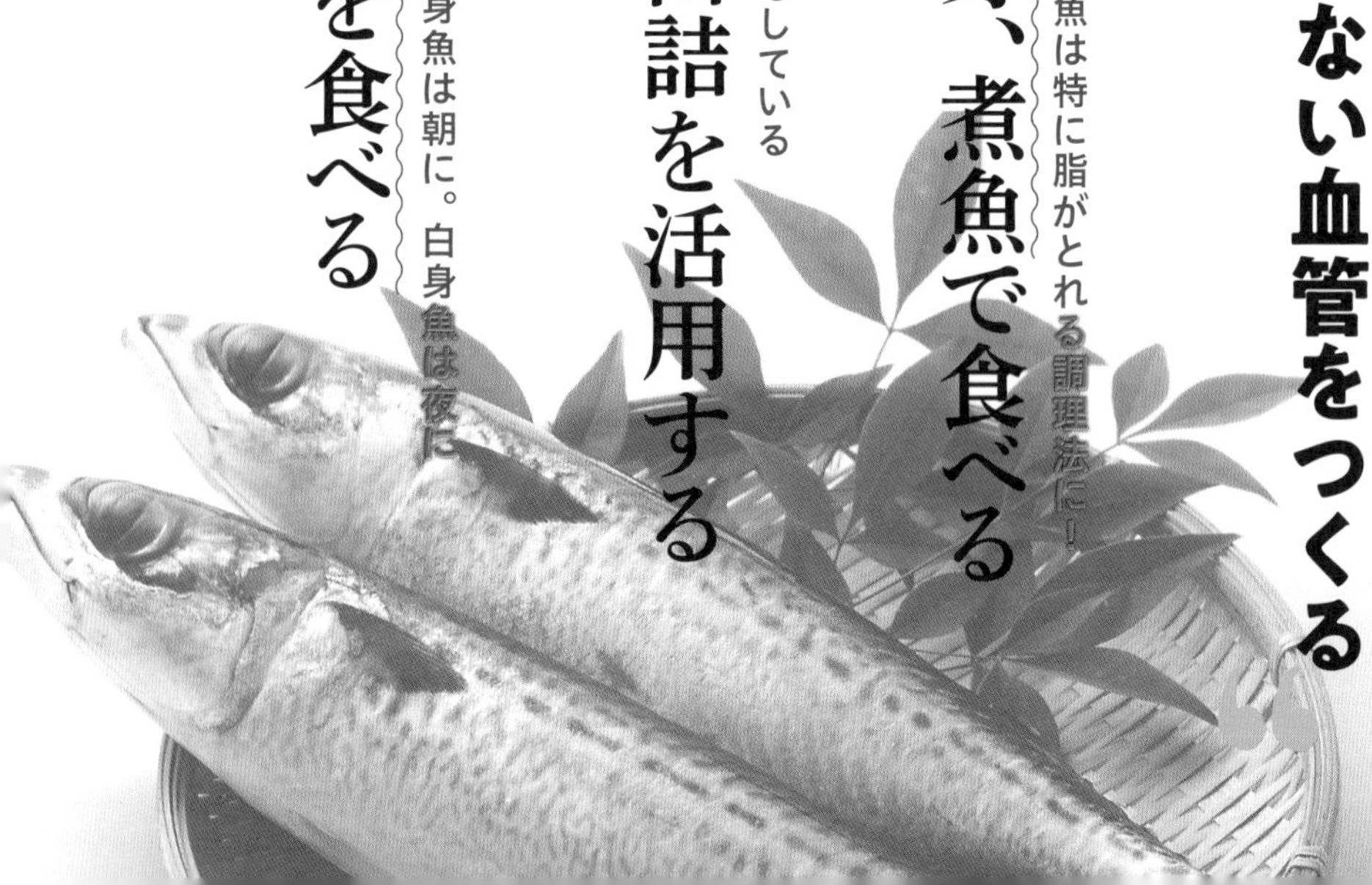

効果最大

魚介類の目的別ランキング

栄養のプロが大判定！

筋肉や体づくりを重視する人

魚介類は肉や卵と並ぶ良質なたんぱく源です。白身魚は特に低脂肪＆低カロリーなので、肥満やメタボが気になる人には、肉の代わりとして積極的に主菜にしてほしい食品です。

順位	食品	たんぱく質
1	紅鮭	22.5g
2	マダイ	20.6g
3	ヒラメ	20.0g

血液サラサラを重視する人

魚介類の脂質は肉類の脂質とは異なり、健康によい脂を多く含みます。不飽和脂肪酸は、血液をサラサラにする効果が！　特にマグロやサバ、サンマなど赤身魚に多く含まれます。

順位	食品	脂質	EPA	DHA
1	クロマグロ　トロ	27.5g	1400mg	3200mg
2	ノルウェーサバ	26.8g	1600mg	2300mg
3	サンマ	23.6g	850mg	1600mg

＊栄養素の含有量は食品100g当たりのもの。

注目しよう！

脂質はどの食品からとるかが重要です

ひと口に脂質＝体に悪いと考えていませんか？
脂質にはさまざまあり、よい脂は見直されています。
脂質の役割を知って正しくとることが大切です。

□ 脂質は大きく分けて2種類

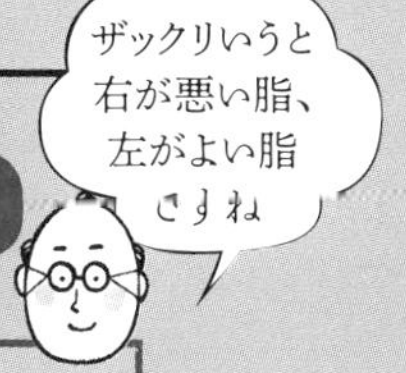
ザックリいうと
右が悪い脂、
左がよい脂
ですね

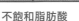

脂質

不飽和脂肪酸

植物油や種実類、魚類の脂肪に含まれます。一価不飽和脂肪酸と多価不飽和脂肪酸に分けられますが、コレステロール値を下げるなど、特に健康効果が見直されているのは後者です。体内で合成されないため、食事からしっかりとりましょう。

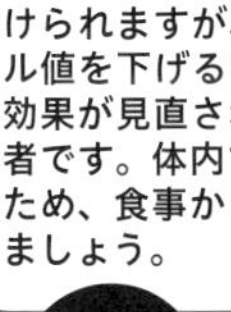

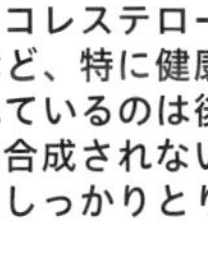

飽和脂肪酸

肉や乳製品の脂肪に含まれます。1g当たり9kcalと効率のよいエネルギー源になる一方、中性脂肪やコレステロールが増え、病気のリスクを高めます。

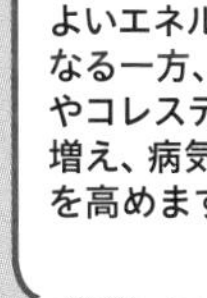

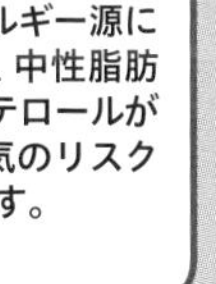

血管の改善には赤身魚、肥満が気になるなら白身魚！

❖50代は積極的にとりたいn-3系脂肪酸

50代の方に魚を積極的に食べてほしい理由は、「血液サラサラ」効果があるからです。

魚の脂肪には、**肉にはないn-3系脂肪酸（※1）という、不飽和脂肪酸が多く含まれています**。よく知られるn-3系脂肪酸に、α-リノレン酸、EPA（エイコサペンタエン酸）、DHA（ドコサヘキサエン酸）があります。

n-3系脂肪酸は、**血液中のコレステロール値を上げないうえに、中性脂肪（※2）を減らす作用があります**。動脈硬化や心筋梗塞といった、血管の病気の予防につながります。**肉ばかりになりがちな人は、1日1食、**

※1
50代は積極的にとりたいn-3系脂肪酸
赤身魚や青魚、亜麻仁油、えごま油に豊富なn-3系脂肪酸。脂肪の主成分・脂肪酸の構成要素のうち、炭素が二重結合したものを「不飽和脂肪酸」と呼びますが、その結合の個数や位置からn-9系、n-6系、n-3系に分類されています。
n-3系脂肪酸の代表α-リノレン酸は体内でEPAとDHAに変換。血中の中性脂肪を減らし、血栓をできにくくする、アレルギー症状を緩和する、集中力を高めるなどの報告があります。

※2
中性脂肪とは？
糖質と共に体を動かすのに必要なエネルギー源になる脂質のこと。消費されないと体内に蓄積し、動脈硬化や肥満リスクを高める要因になります。血中の中性脂肪が一定以

どこかで魚をとるように意識して、食生活を改善していきましょう。

n-3系脂肪酸の含有量は、クロマグロのトロが断トツ。100g中EPAは1・4g、DHAは3・2g含まれています。刺身3切れ（40g）で、1日の摂取目安量（1g／日以上）が十分補えるトロはもはや別格です。

しかもトロは生で食べられるので、調理による栄養の損失がありません。脂をとるには理想的といえるのです。

マグロの次に手軽にとれるのは、ノルウェーサバやサンマです。ブリやイワシにも、EPAやDHAが多く含まれています。

❖赤身魚は焼くより、煮て食べる

ただし、肝心なのは食べ方。たとえば、アジの塩焼きはポピュラーですが、脂のことを考えると、**焼き魚はせっかくの脂が流れ出てしまう**、非常にもったいない食べ方です。

赤身魚は焼くよりも、煮るのがポイントです。さらに野菜を合わせて

上に増えるのが、生活習慣病のひとつ脂質異常症です。

赤身魚・白身魚・青魚の違いとは？

色素たんぱく質の「ヘモグロビン」と「ミオグロビン」を筋肉中に多く含む（100g当たり10mg以上）魚を赤身魚といいます。ミオグロビンは筋肉に酸素をためるたんぱく質。外洋を回遊してつねに泳ぎ続けている赤身魚は、酸素の必要量が多く筋肉が発達し、鉄分も豊富です。マグロ、カツオ、ブリ、サバ、アジ、サンマなどがあります。

一方、白身魚はタイ、タラ、ヒラメ、カレイ、フグなど近海魚が中心。なお青魚は、赤身魚のうち背の青いアジ、イワシ、サバ、サンマなどを指します。

煮汁を吸わせれば、脂を含んだ汁も食べられます。魚を衣でコーティングできるフライもいいでしょう（※3）。

n-3系脂肪酸は酸化しやすく、過酸化脂質になると体内での健康作用が失われます。できれば新鮮な魚をその日に調理して、すぐに食べましょう。たとえばイワシのたたきも、調理済みで売っているものより**丸ごとで買い、食べる直前に調理することで、酸化を抑えられます**。

干物は塩分が多く酸化がすすんでいるので、最も避けたい食べ方です。その点、缶詰は真空状態で保存されているので新鮮です。人気の**サバ缶は、缶汁にEPA、DHAが多く含まれています。缶汁ごと食べることで生魚と変わらない**栄養をとることができます。手軽にn-3系脂肪酸がとれるので、常備しておくと便利です。

❖白身魚は煮こごりまでしっかり食べる

白身魚にも大きなメリットがあります。**白身魚は、たんぱく質が豊富で、脂質が少ない分、低カロリーでヘルシー**。減量中のたんぱく源とし

※3
揚げ油は、酸化しにくいオリーブオイルやごま油がおすすめです。

骨強化に必須の栄養素
ビタミンD
カルシウムの吸収を促し、丈夫な骨と歯の形成・維持を助けます。骨粗鬆症の予防に必須。血中のカルシウム濃度を調整して神経伝達を安定させる、免疫機能を高めるなどの働きも。
食品ではニシン、アンコウのキモ、イワシ、サンマ、鮭、きのこ類に豊富。
また、皮膚に分布するコレステロールの一種7-デヒドロコレステロールは、紫外線Bを浴びるとビタミンD_3を合成します。1日30分ほど、手足の日光浴が効果的です。

てたいへん優秀です。また、夕食では脂の多い赤身魚より白身魚がおすすめです。特にたんぱく質が多いのは、紅鮭、マダイ、ヒラメ。白身魚の場合、メニューのバリエーションが豊富なのもポイントです。生でも焼き魚でも煮魚でも、好きなメニューを食べて構いません。

煮魚にすると煮こごりができますが、煮こごりはコラーゲンの塊です。コラーゲンはたんぱく質の一種で、皮膚や骨、腱を構成する成分です。煮こごりもしっかり食べましょう。

お酒好きはとりたい栄養素ナイアシン

魚からはビタミンB群の一種で、たんぱく質（アミノ酸）、脂肪、糖質の分解と代謝に不可欠なナイアシンもとれます。ナイアシンは、血行をよくする、脳の神経細胞を正常に働かせる、皮膚を健康に保つ、コレステロールや中性脂肪を減らすなど役割は多才。口内炎ができたらナイアシン不足を疑ってください。二日酔いのもとになるアセドアルデヒドの分解にも貢献します。豊富な食品はタラコ、カツオ、マグロ、ブリ、鶏ささ身、豚や牛のレバーなど。

骨
筋肉

たまご

摂取目安 **1～2個**/日

良質なたんぱく質がとれる準完全栄養食品。
料理に卵1個を加えるだけで栄養価がグンとアップ！

"卵の栄養を無駄にしない"効果的な食べ方

其の一
生より半熟で食べる
たんぱく質の吸収率がアップ！

其の二
「1日1個まで」は過去の話
卵の摂取量と病気リスクの関連性はない

其の三
カラザも食べる
じつは栄養満点の部分です！

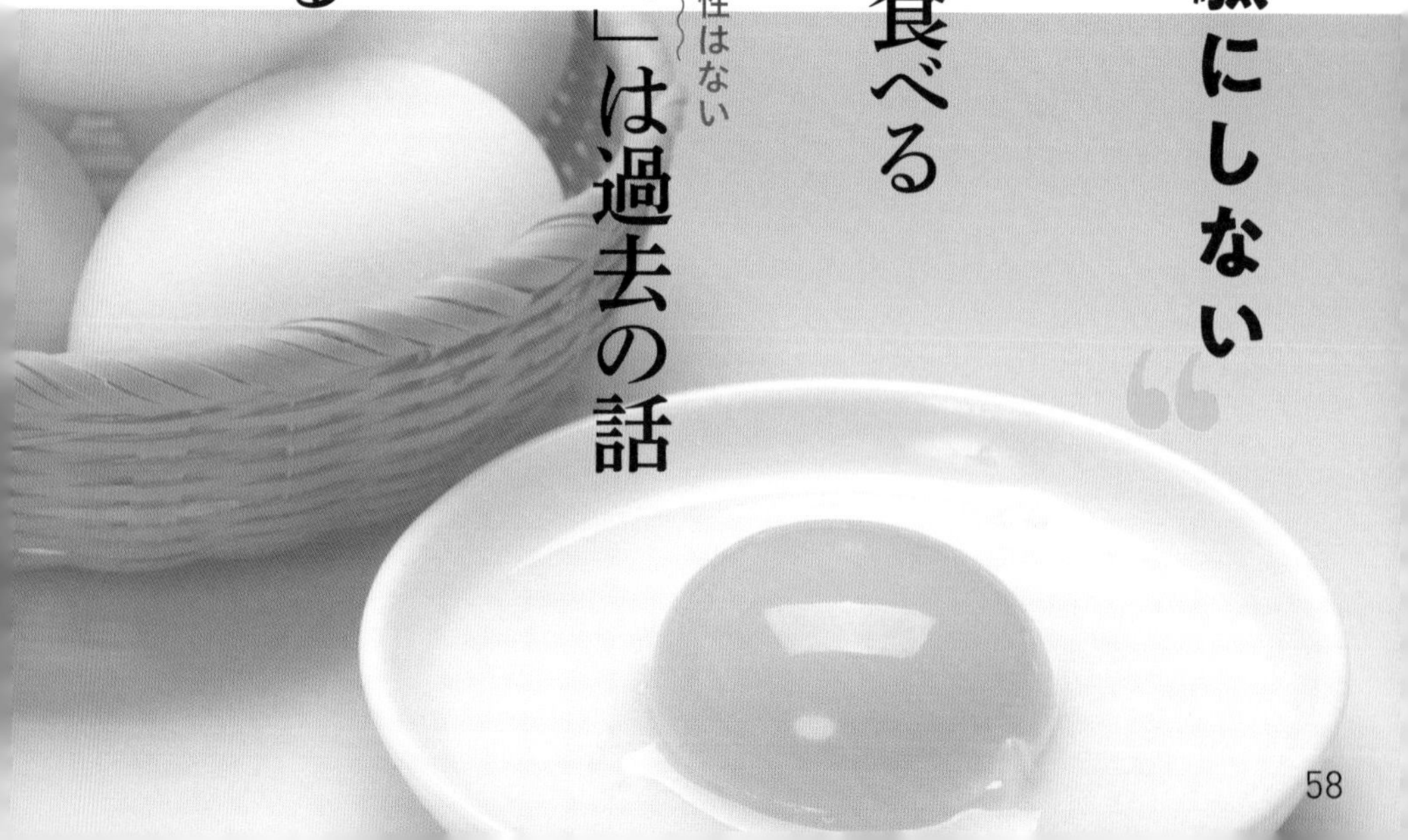

効果最大

卵ランキング

栄養のプロが大判定！

毎食欠かせないたんぱく質をたっぷり含む卵。じつは加熱の加減で体への吸収率が大きく変わります。効率のよい順にランキングにしました。

1 温泉卵

黄身は少し固まって、白身だけが半熟の状態。ツルンと口当たりがよく、消化・吸収もよい。

2 茹で卵（半熟）

黄身まで凝固した固茹でと比べると、半熟の茹で卵のほうが消化・吸収がよい。

3 ポーチドエッグ

熱湯に卵を割り入れて加熱する調理法のため、湯に流れ出て損なわれる栄養素も。

4 卵焼き

味つけによっては、塩分や糖質の量がデメリットに。なお、黄身と白身を混ぜても栄養自体は変わらない。

5 生卵

栄養はそのままだが、生の卵は消化吸収率が最も低くなる。

参考資料

茹で卵でこれだけの栄養がとれる!

手軽で、食べる
機会の多い
茹で卵の栄養は
次のとおり。
栄養価自体は生や
ほかの調理法でも
ほとんど変わりません。

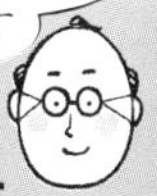
セレンは抗酸化に働いて、肌の老化や動脈硬化を防ぐミネラルです

□ 茹で卵2個（100g）でとれる主な栄養の1日当たりの必要量に対する割合

たんぱく質	20%
ビタミンD	21%
ビオチン	50%
セレン	117%

＊『日本人の食事摂取基準2020版』男性（50～64歳）をもとに算出

□ 主な栄養成分（2個〈100g〉当たり）

エネルギー	151kcal	ビタミンD	1.8μg
たんぱく質	12.9g	ビタミンB_2	0.40mg
糖質	0.3g	ビタミンB_{12}	0.9μg
食物繊維	0g	パントテン酸	1.35mg
脂質	10.0g	ビオチン	25.0μg
コレステロール	420mg	鉄	1.8mg
ビタミンA	140μgRAE	セレン	35μg

栄養満点の卵は加熱の工夫で吸収率アップ

❖卵は〝とろとろ〟で食べるのがコツ

映画『ロッキー』では、ロッキーが生卵5個を一気飲みするシーンがあります。あれはもったいない。トレーニング前後のたんぱく質摂取は、筋力アップには最適ですが、半分くらいしか栄養はとれていません。

なぜなら、**卵のたんぱく質は生のままだと吸収されにくい**からです。卵に含まれる栄養は、生でも加熱しても、大きくは損なわれません。ところが、加熱の具合によって消化吸収率が違います。

最も消化吸収率がいいのは、温泉卵（※1）。**半熟の卵は体内での吸収率が97%**です。

ポーチドエッグも半熟ですが、殻を割ってお湯に卵を落とすため、栄

※1
温泉卵の作り方
卵のたんぱく質は卵黄と卵白で固まる温度が異なります。卵黄は約65℃から固まり始め75℃以上で完全に固まり、卵白は約60℃から固まり始め80℃以上で完全に固まります。温泉卵は、この温度差を利用して作ります。
室温に戻した卵を、殻を割らずに、70℃の湯に静かに入れ、20～30分、そのまま加熱すればでき上がります。

養成分の一部が流れ出てしまうのが残念。栄養摂取の観点から総合的に判断すると、ポーチドエッグより茹で卵に軍配が上がります。茹で卵は固茹でよりも半熟がおすすめ。半熟の茹で卵なら、黄身はやわらかい状態なので、固茹でに比べると消化されやすいです。

❖「1日1個まで」は昔の話

卵を食べるとコレステロールのとり過ぎが心配、という方もいるかもしれません。

かつて、コレステロールは体に悪いとされ「卵は1日1個まで」ともいわれていましたが、コレステロールの摂取量が健康に影響するという科学的根拠が薄いことから厚生労働省の「日本人の食事摂取基準（2015年版）」から、**コレステロール摂取の上限量は削除されました**（※2）。

コレステロールは卵、肉、魚介類に多く含まれる脂質の一種で、体内で細胞膜やホルモンの材料になる、必要な栄養素です。むしろ**卵黄に含**

卵のたんぱく質
卵の主な成分であるたんぱく質は卵黄と卵白それぞれに含まれ、必須アミノ酸の9種類すべてをとることができます。もちろんアミノ酸スコアは100。さらに、卵白の成分はほぼたんぱく質と水分なのに対し、卵黄にはたんぱく質や脂質、ビタミンなどの栄養素が含まれています。

※2
「日本人の食事摂取基準（2020版）」では、脂質異常症の方は、200㎎／日未満が望ましいとされています。

まれるレシチンには、血中の過剰なコレステロールを排出し、血流を促す働きがあります。

肝臓でアルコール分解を助けるメチオニンをはじめとする、**卵の必須アミノ酸は肝機能の改善によい**ですし、卵白に含まれる卵白たんぱく質には、筋力を高める効果が報告されています。これらは、50代の方に特に注目してほしい栄養成分です。

❖ "カラザ"も一緒に食べる

生卵を割ると、白身に交ざっている白いヒモのようなものがカラザです。カラザには黄身を白身の中に固定する役割があります。見た目や食感が気になって、取り除く人も多いと思いますが、これは、じつにもったいない!

カラザには、鉄やカルシウムなどのミネラルをはじめ、ビタミンB_1やビタミンB_2など栄養が豊富に含まれています。近年ではカラザの免疫機能を高める働きに着目した抗がん作用の研究も進んでいます。

卵の殻の色で栄養に違いはある?

白い殻の白玉、赤茶色の殻の赤玉。色の違いは鶏の種類の違いによるもの。赤玉のほうが少し割高で売られていることが多いようですが、これは鶏のエサの違いで、栄養価に違いはありません。また、有精卵と無精卵がありますが、栄養成分にほとんど差はありません。

最近は「栄養強化卵」もよく見かけます。特定の栄養成分を飼料に混ぜることで、黄身にビタミンやミネラル、脂肪酸などの栄養成分を多く含む卵ができます。不足しがちな栄養素がある場合は、活用するのもいいでしょう。

❖かけそばや素うどんには、必ず卵を加える

昼食で選びがちなそばやうどんは、そこに**卵をひとつ加えるだけで、ぐんと栄養価はアップ**します。麺類は糖質がほとんどなので、単品で食べるとエネルギー過多なうえ、ほかの栄養は不足することに。食事は「麺だけ」というときに卵をひとつ落としてあげる、それを心がけるのがコツです（※3）。

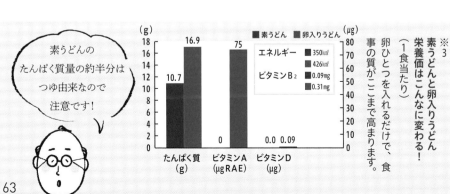

※3
素うどんと卵入りうどん栄養価はこんなに変わる！
（1食当たり）
卵ひとつを入れるだけで、食事の質がここまで高まります。

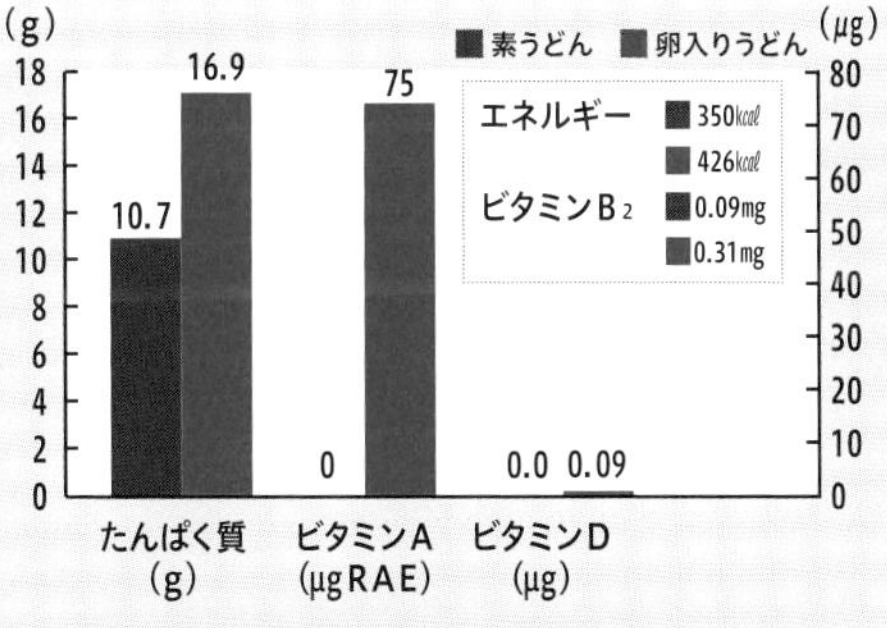

腸内環境　骨　血管　肥満・メタボ

ヨーグルト

摂取目安 90g／日

乳酸菌の働きで腸内環境を整え、便通改善！
体のバリア機能が高まり、ウイルス感染や病気を防ぐ。

腸内環境が整う
効果的な食べ方

其の一
食前より食後に食べる
乳酸菌の働きを胃酸で弱めずに、腸に届ける

其の二
夜に食べる
寝ている間に、善玉菌が腸内で活性化

其の三
食物繊維やオリゴ糖といっしょに食べる
腸内で善玉菌のエサになる

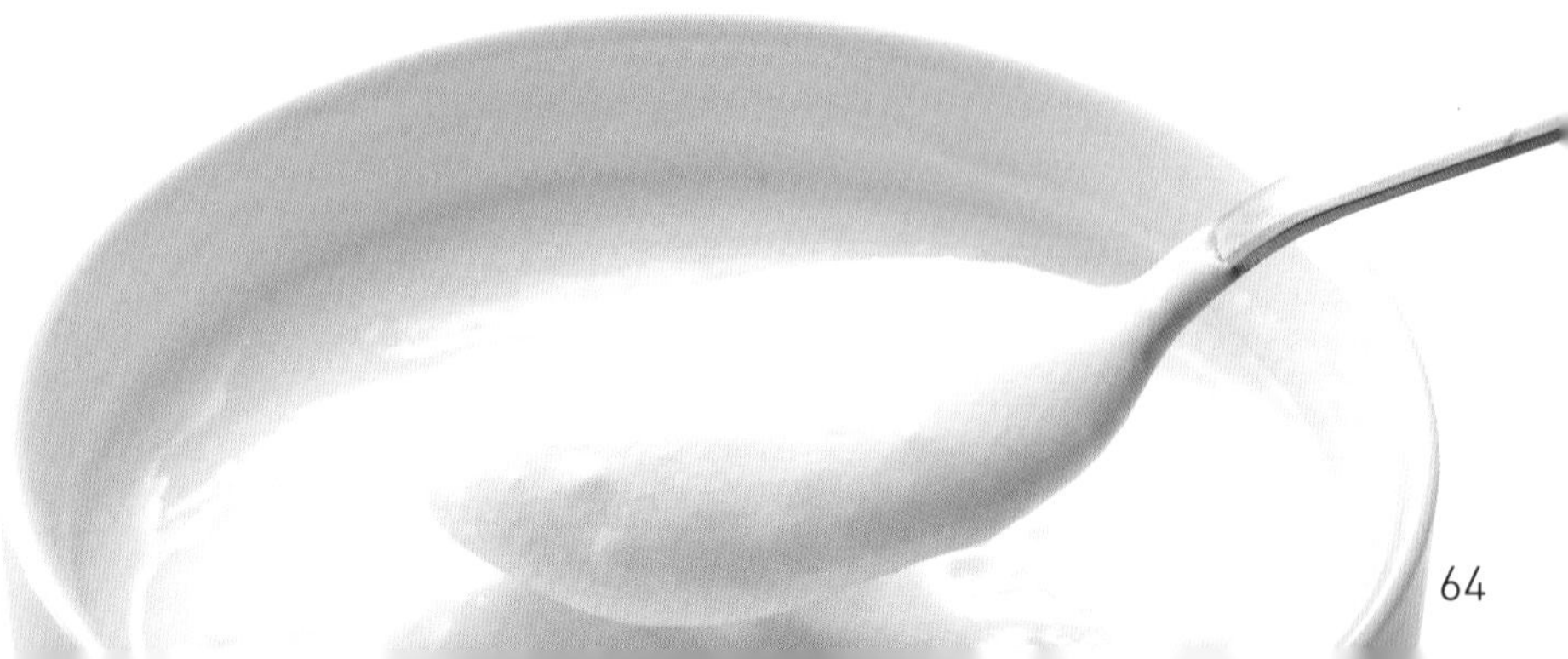

効果最大

ヨーグルトランキング

栄養のプロが大判定！

乳酸菌への注目度が高まり、さまざまなヨーグルト商品が売られる昨今。
本当におすすめしたいヨーグルトを発表！

1 ギリシャヨーグルト

独自の製法で水分を少なくしたヨーグルト。低カロリー＆高たんぱく質のヘルシーさではいちばん。

2 オリゴ糖入りヨーグルト

ヨーグルトの腸内環境改善効果を高めるオリゴ糖。甘み成分なので、甘いものが好みなら、オリゴ糖入りを選んで。

3 低脂肪／無脂肪ヨーグルト（無糖）

メタボが気になる50代は脂質のとり過ぎに注意！　脂肪分の少ないヨーグルトがおすすめ。

4 プレーンヨーグルト

毎日食べると、動物性脂肪のとり過ぎの心配も。

5 加糖ヨーグルト

口当たりはよいものの、糖質のとり過ぎの原因になるので、加糖タイプはできるだけ控えたい。

最新研究

ヨーグルトには血糖値の急上昇を抑える効果も!

最新の研究では、
生活習慣病のリスクを高める
食後高血糖を抑えることにも、
ヨーグルトの効果の
可能性が認められています。

□ ヨーグルト摂取と食後血糖値の推移

出典：Society for Glycative Stress Research 2018;5(1)を改変

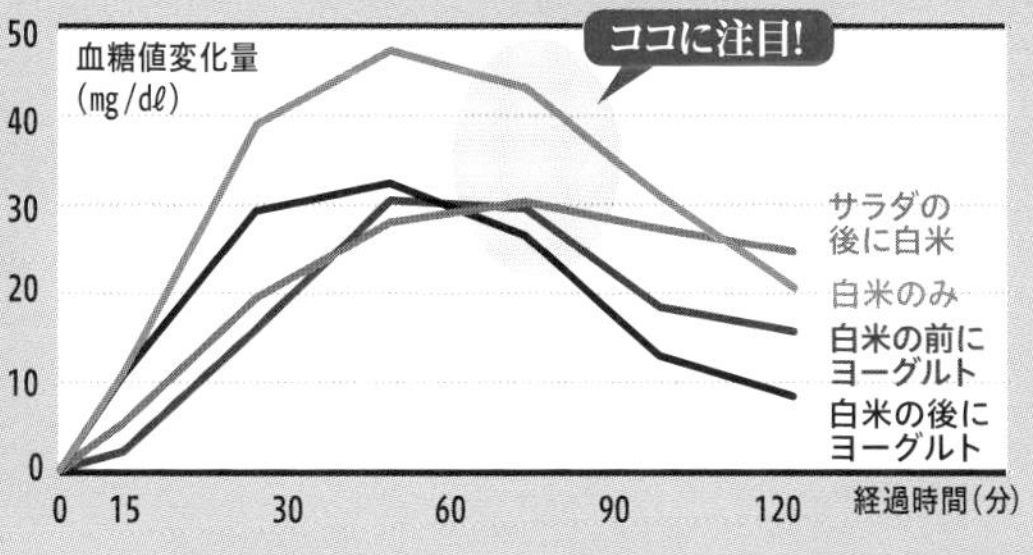

2018年、同志社大学の八木雅之教授らの研究グループにより、ヨーグルトを白米と共に食べると、食後高血糖を抑制するという研究報告がされています。また高血糖を抑える作用は、ホエイ（ヨーグルトに含まれる水分で乳清ともいう）のアミノ酸や乳酸も関連しているとの研究も。ヨーグルトの健康効果はますます期待できそうです。

1日1回の夜ヨーグルトが免疫機能を高めるカギ

❖良好な腸内環境が体を守る

偏った食事やストレスで悪玉菌が増えがちな50代には、ヨーグルトは日常的にとってほしい食品のひとつです。ヨーグルトは牛乳に乳酸菌を加えて発酵させて作ります。乳酸菌は体内でよい働きをする善玉菌になり、この**善玉菌の作用によって腸内環境を整えることができる**からです。体臭や口臭、おならのにおいも、腸内環境によって変化します。

腸内環境が整ってくると、体の免疫機能はおのずと向上します。体を守る免疫機能の7割は腸内細菌が生み出しているからです。免疫機能がしっかり働いていれば、体外から侵入してきたウイルスや病原体から身を守ることができます。日常的に風邪もひきづらくなりますし、花粉症

健康な腸内の細菌バランス

悪玉菌【1割】	悪玉菌が増えると、便秘や肌荒れの原因となり、免疫機能が低下し、生活習慣病のリスクも高まる。
日和見菌【7割】	悪玉菌、善玉菌のどちらにも属さない、ふだんはおとなしい菌。優勢な菌の味方となり作用する。
善玉菌【2割】	悪玉菌の増加を抑える。腸のぜん動運動を活発にして、便通を改善。免疫機能を高めて、体を健康に保つ。乳酸菌は善玉菌の代表。

などのアレルギー症状を改善します。また、自身の細胞が突然変異を起こしてできるがん細胞の発生を抑制し、がん予防や再発予防を助けます。

❖食後のヨーグルトで、乳酸菌を腸に届ける

ヨーグルトを食べるなら、おすすめは食後。乳酸菌は酸に弱いため、空腹の状態でとると胃酸で働きが弱くなってしまいます。そして、さらなる効果を狙うなら夜。リラックスして副交感神経が優位になる睡眠中には、胃腸の働きが活発になります。その前に善玉菌を補っておくことで、腸内環境の改善により効果的に働くのです。

夜とるのが難しい場合は、朝でも構いません。習慣化することが大切です。

❖1日1回食べれば、2週間で腸はよみがえる

まずは**1日1回、90g程度の夜ヨーグルトを、10日〜2週間続けてみてください**。腸内の善玉菌が増えて、便通の改善など体調に変化（※1）

※1
腸内環境が整うサイン
腸内に善玉菌が増え、腸内環境が整うサインは次のとおりです。
・便が固くもやわらかくもなく、ちょうどよくなる。
・便やおならが臭くなくなる。
・肌つやがよくなる。

の兆しが見えてくるでしょう。ただし、お腹を下してしまう場合は、そのヨーグルトの菌と体質が合っていないサインです。

食物の栄養は9割以上が小腸から吸収されています。そのため**腸自体が整っていなければ、栄養豊富な食品を食べても栄養が体に吸収されません**。必要な栄養を体に取り込むには、良好な腸内環境がとにかく大事です。

❖味も栄養も濃厚なギリシャヨーグルト

以前はヨーグルトの菌といえばビフィズス菌でしたが、最近はさまざまな菌を強調した商品が多く出ています。「生きて届く」とうたわれているものもよく見かけます。生きた乳酸菌（生菌）は乳酸をつくり出す分、腸内環境改善により効果的といえますが、死んだ乳酸菌（死菌）も善玉菌のエサになるので、役に立たないわけではありません。大切なのは、ひとつに決めずいろいろな菌をとることです（※2）。

おすすめ1位はギリシャヨーグルト。一般的なプレーンヨーグルトと

※2 **ヨーグルトの乳酸菌の数は省令で決まっている**
ヨーグルトは厚生労働省の省令で「発酵乳」として定義され、1㎖当たり1000万個以上の乳酸菌を含むよう定められています。そのため、どのヨーグルトでも100㎖食べれば、最低10億個の乳酸菌がとれることになります。

※3 **ギリシャヨーグルトとプレーンヨーグルトの栄養比較**（100g当たり）

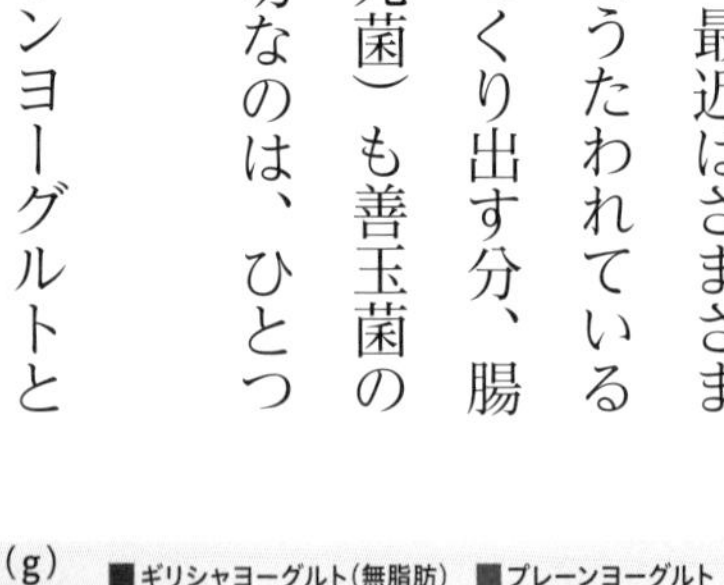

出典：ギリシャヨーグルトの栄養価はUnited States Department of Agricultureによる

比べて、濃厚でクリーミーな味わいが特徴です。

古代ギリシャの遊牧民の保存食が起源になっている製法で作られ、水分が少ない分、**たんぱく質やカルシウムがぎゅっと凝縮**されています。そのため、同じ量でも栄養面ではナンバーワンなのです（※3）。低脂肪のものも多く、腹持ちがよいので、メタボぎみの方にもいいでしょう。

❖善玉菌を増やす〝エサ〟で効果アップ

ヨーグルトといっしょにとることで相乗効果が生まれる食品もあります。**オリゴ糖は、腸内で善玉菌のエサとなり、善玉菌の働きをよくしたり、増やしたりする働きがあります**（※4）。無糖のヨーグルトが苦手な方は、加糖ヨーグルトではなく、オリゴ糖入りのヨーグルトや、無糖ヨーグルトにオリゴ糖甘味料を加えてとりましょう。

また、**食物繊維はオリゴ糖と同様に、善玉菌のエサとして効果的**です。たとえば、シリアルやグラノーラ（※5）は食物繊維が豊富でヨーグルトとも相性がいい。オーツ麦や小麦の表皮（ふすま）、玄米などを含むもの

※4
オリゴ糖と砂糖は違う？
砂糖と同じ甘み成分で、糖質の一種のオリゴ糖。胃や腸ですばやく分解・吸収され、とり過ぎると肥満の原因になる砂糖とは異なる特徴があります。胃の消化酵素では分解されず、そのまま大腸まで届いて、善玉菌が増えるのを助けます。吸収されないので、砂糖のように血糖値の急上昇もありません。整腸効果が認められた特定保健用食品のオリゴ糖も販売されているので、オリゴ糖入りヨーグルトが手に入りにくい場合は利用してください。ただし、カロリーゼロというわけではないので、入れ過ぎには注意しましょう。

※5
グラノーラとは？
シリアルの一種。オーツ麦（押し麦）やライ麦、玄米、とうもろこしなどの穀物加工品と、ナッツ、ドライフルーツを植

は食物繊維が特に多く、排便を助けて腸内環境改善に有効に働きます。

くだものもいいでしょう。食物繊維が多く含まれるのは、プルーンやイチジク。また、バナナには食物繊維に加え、オリゴ糖も含まれていま す。くだものからは、全般的にヨーグルトにはないビタミンCもとれるので、栄養バランスが非常によくなります。

❖吸収率の高い乳製品で効率よくカルシウムをとる

カルシウムの吸収率の面からもヨーグルトは優秀。ホエイやカゼインという乳製品のたんぱく質に含まれる成分が、カルシウムの吸収を促すので摂取効率が高い食品です。

骨粗鬆症の予防が大切になる50代にとって、骨の主要成分であるカルシウムは欠かせない栄養素。**ヨーグルトをはじめとする乳・乳製品は重要なカルシウム源**になります。もともとカルシウムは吸収されにくいうえ、日本人に不足している栄養素です。加齢と共に吸収率がさらに低下するため、毎日意識して補うようにしてください。


物油と混ぜてオーブンで焼いたもの。砂糖や蜂蜜、メープルシロップなどを加えたものも。

• eiyo column •

腸の老化を防ぐ！ 発酵食品の力

漬物やチーズなどの発酵食品にも乳酸菌は多く含まれています。乳酸菌などの微生物の酵素によって、食材の成分が分解されて、もとはなかった味わいや栄養価ができるのが、発酵食品の特徴。みそ、納豆も発酵食品です。

ぬか漬け

漬物は保存に優れた日本の代表的な発酵食品。ぬか漬けは、米ぬか、塩、水で作ったぬか床と、漬けた野菜が、乳酸菌によって発酵して独特の風味を生み出す。

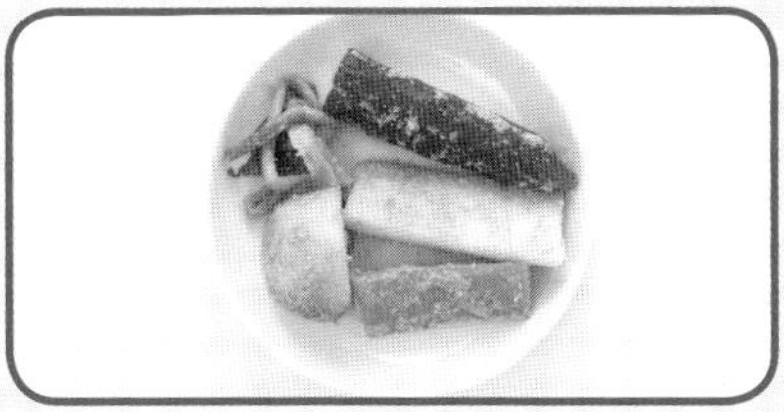

キムチ

韓国の発酵食品。代表的な白菜キムチは、塩漬けした白菜、唐辛子、にんにく、長ねぎなどを発酵させて作る。魚介や塩辛を使う地方も。酸味と辛みの独特のうまみが魅力。

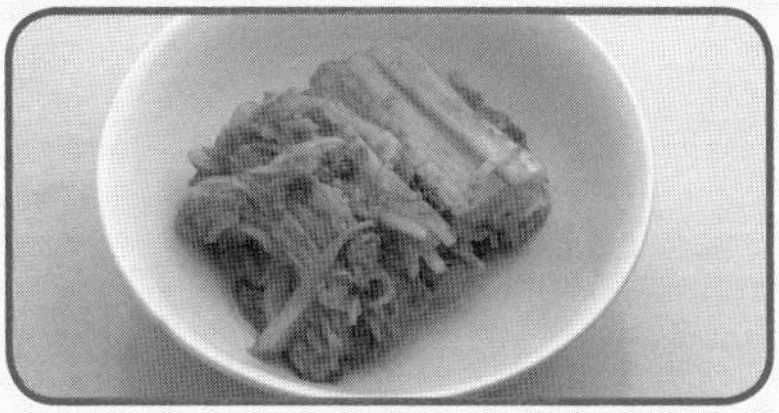

チーズ

日本では、乳に乳酸菌や凝乳酵素を加えて発酵させたカマンベールチーズやモッツァレラチーズなどのナチュラルチーズと、ナチュラルチーズを加熱したプロセスチーズに分けられます。生きた乳酸菌が含まれるのはナチュラルチーズのほう。

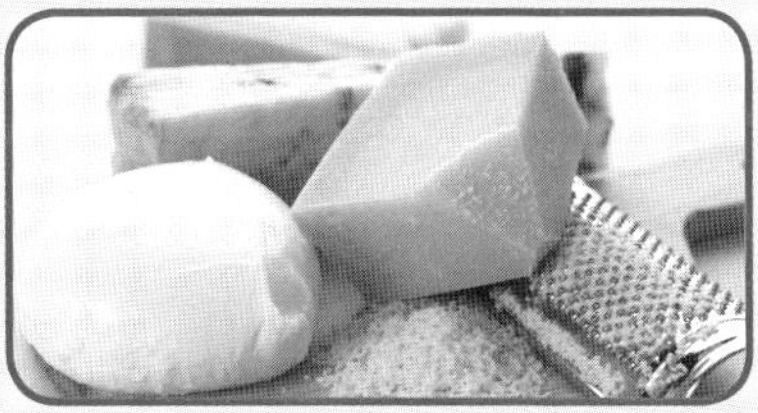

ザワークラウト

塩とキャベツだけで発酵させたドイツの伝統料理。乳酸発酵による独特の酸味がある。キャベツのビタミンCもとれるが、瓶詰などで売られているものは加熱されているのでビタミンCは少ない。

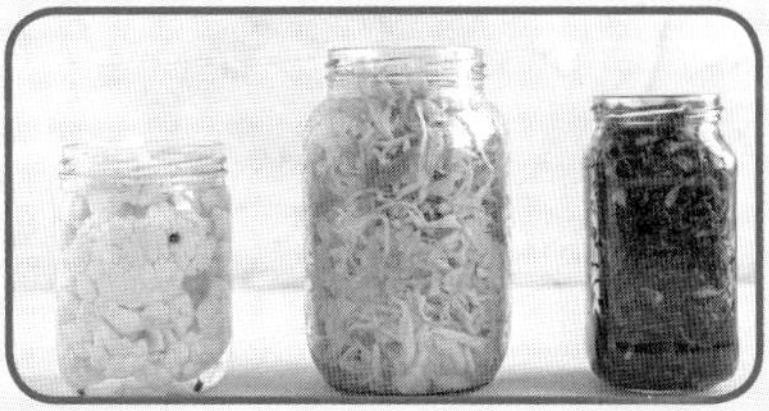

腸内環境

ごはん

摂取目安 **1食分**/日

体や脳の活動に欠かせないエネルギー源。
量と質の工夫が、健康効果を左右する！

生活習慣病リスクを上げない 賢い食べ方

其の一 固めに炊いて、よく噛みゆっくり食べる

やわらかめのごはんより血糖値の上昇が緩やかに
満腹感を得やすくなる

其の二 白米には大麦を混ぜる

食物繊維、ビタミン、ミネラルをプラス

其の三 朝しっかり食べて、夜は控える

エネルギー変換が速いので、活動前にとるのが効率的
体に蓄えやすい夜に我慢すればダイエット効果アップ！

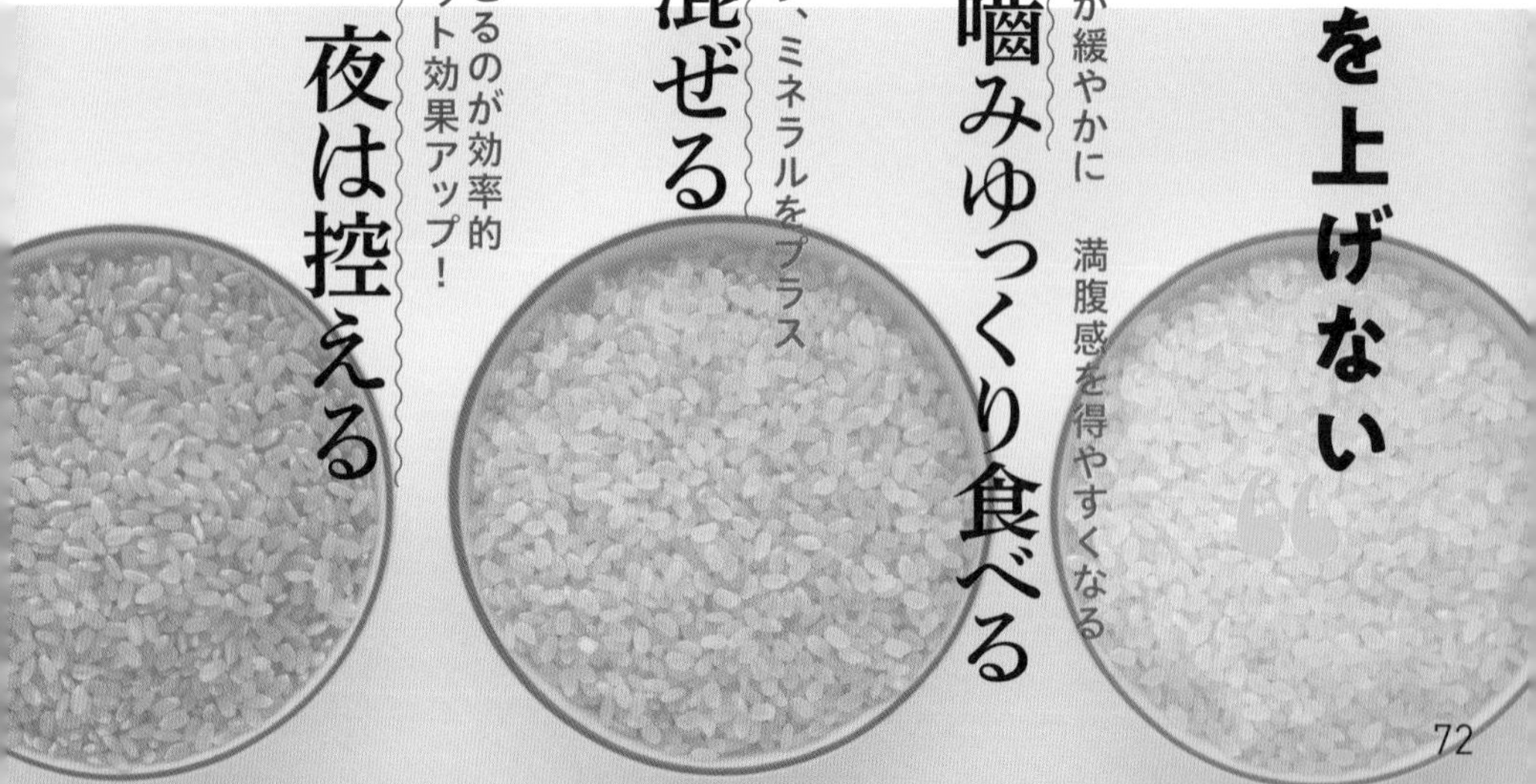

効果最大

ごはんランキング

栄養のプロが大判定!

日本人にとって大切な主食「ごはん」。糖質が気になる50代に、
プラスαの栄養で格づけしました。

1 玄米、発芽玄米

最も精製度の低い玄米と発芽玄米は、白米に比べて食物繊維やビタミン、ミネラルが豊富にとれる。

2 麦ごはん

慈恵医大病院では大麦3:白米7で炊く麦ごはんを出している。大麦の健康効果に注目!

3 雑穀米

白米に麦やアワなどの雑穀を混ぜて炊く雑穀米。玄米より食べやすく、白米より栄養が補える。

4 白米

精製によって、栄養価の高い糠層や胚芽部分が取り除かれているので、炭水化物が主成分。

最新研究

夕食の分食で血糖値変動が緩やかに

最新の研究では
夕食が遅くなる場合、
時間をずらして
野菜と一緒に
2回に分けてとることで、
食後や夜間の
高血糖状態を改善できた
という報告が。
血糖値が気になる50代の方は
参考にしたい食べ方です。

□夕食を2回に分ける食べ方

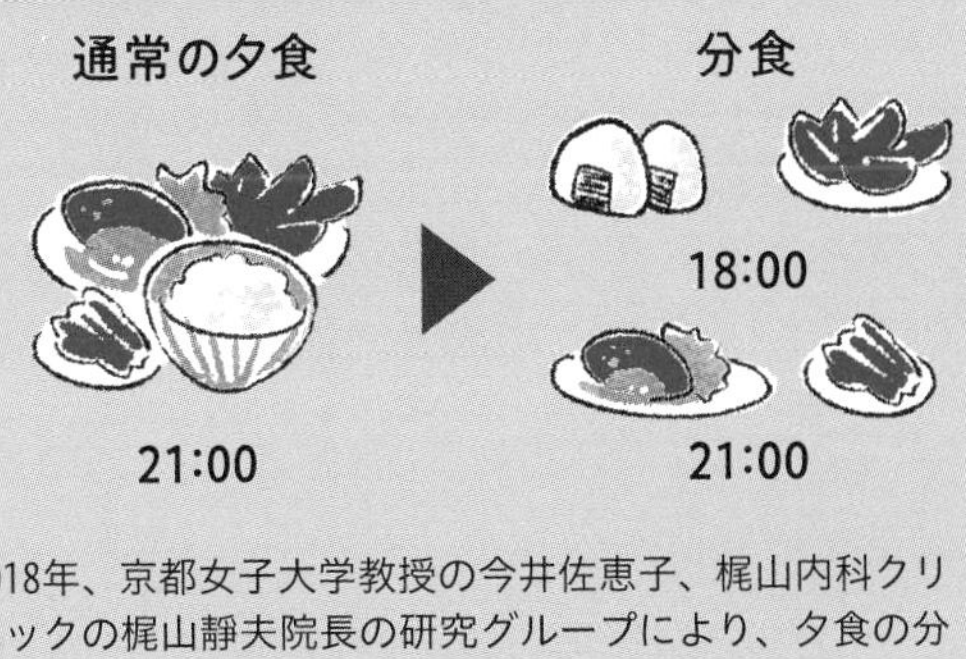

2018年、京都女子大学教授の今井佐恵子、梶山内科クリニックの梶山静夫院長の研究グループにより、夕食の分食によって、血糖値の変動を抑えることができるという報告がされています。それによると、21時に1回でとる夕食に比べ、18時にトマトとごはん、21時に野菜と主菜の2回に分けて食べたほうが、変動の差が少なく、食後血糖値のピーク、夜間の血糖値とも有意に下がる結果が出ました。

玄米は血糖値の急上昇を抑える麦ごはんは食物繊維が豊富

❖主食のごはんは、玄米に切り替える

基礎代謝量が下がり、エネルギーが消費されにくくなる50代は、ごはんの食べ過ぎに気をつけたいところ。特に**肥満やメタボぎみの方は、これまでと同じように食べていると確実に太ります**。そこで、主食のごはんは白米から玄米に切り替えるのをおすすめします。

玄米と白米は糖質の量にさほど変わりはないものの、**玄米にはミネラルやビタミンなど、体調を整えるための栄養成分が多く含まれています**。また何より**玄米は、白米よりも食後の血糖値の上昇が緩やか**になります。その理由のひとつが食物繊維です（※1）。食物繊維には、食後の血糖値の上昇を抑える作用がありますが、糠層や胚芽が取り除かれた精白米に

※1
食物繊維とは？

食物繊維は、野菜、くだもの、海藻などに含まれる、人体では消化・吸収されない成分のこと。エネルギーにはなりませんが、消化器や循環器の健康維持に役立ちます。1日の目標摂取量は、50代男性21g以上、女性18g以上です。

※2
大麦とは？

小麦と同じイネ科の植物。グルテンが含まれていない一方、でんぷんが豊富なので、主食のごはんに適しています。ビールの原料になったり、麦茶としても親しまれています。

※3
水溶性食物繊維と不溶性食物繊維
大麦は、水に溶けやすく、溶

はほとんど食物繊維が含まれていないのです。

❖糖尿病予防&内臓脂肪減少に有効な麦ごはん

食物繊維に注目するなら大麦（※2）です。大麦は、食物繊維の多さで群を抜いており、玄米のさらに上をいきます。とりわけ注目したいのが、β-グルカンといわれる水溶性食物繊維が豊富なこと（※3）。

水溶性食物繊維は、腸内で善玉菌を増やしてくれます。大麦を常食するようになったら便秘が改善した、という話は珍しくありません。

また、水溶性食物繊維には、糖の吸収を緩やかにしたり、血中コレステロール値を下げる働きも示唆され、糖尿病や動脈硬化の予防という面からも、大麦はうってつけなのです。ちなみに、**大麦に含まれる水溶性食物繊維量は、玄米の約8・5倍**です。

雑穀は、大きく分けて主食以外の穀物の総称で、ヒエ、アワ、キヌア、ソバ、アマランサス、黒米などさまざまな種類があります。十六穀など数種類をミックスしたものも。種類によって、食物繊維やビタミン、ミ

※3 水に溶けるとゼリー状になる「水溶性食物繊維」の一種・β-グルカンが豊富です。水溶性食物繊維は大麦の胚乳のほか、きのこ類にも多く含まれており、腸内環境を改善し、腸内にたくさん分布する免疫細胞を活性化するといわれています。また腸内で糖の吸収を緩やかにして、血糖値の急上昇を防ぐ効果も大。血中コレステロール値を下げる働きも示唆され、心臓の冠動脈疾患の発症リスクを低下させるというデータも報告されています。

一方、食物繊維には、水に溶けにくくボソボソした食感の「不溶性食物繊維」もあります。穀物、野菜やくだもの、豆類に含まれるセルロースやリグニンなどが該当します。胃腸に負担をかけないよう、しっかり噛んで食べましょう。腸内で水分を抱き込む力が高く、大きく膨らんで腸壁を刺激し、便通を改善してくれます。

ネラルなどの栄養素が豊富に含まれています。白米に加えれば雑穀米になりますし、サラダやスープに加えることもできます。

玄米や麦ごはん、雑穀米は、白米より食べごたえがあるため、自然とよく噛んで食べることになります。ゆっくり何回も噛むことで満腹感が得られ、過食の予防につながります。

❖固めのごはんが、血糖値の急上昇を抑える

「どうしても白米はやめられない！」という方、米は炊きかげんによって、体内への吸収速度が変わります。

ほかの栄養素であれば、栄養分をしっかり吸収したいと考えますが、肥満の原因になる糖質は多少控えたい（※4）、というのが正直なところです。

ならば、米はやや固めに炊いてください。

米は固めに炊いたほうが、吸収が抑えられます。やわらかいごはんほど、吸収が速いのです。ごはんの量を減らすため、少量でボリュームの

白米7：大麦3の麦ごはんもおすすめ

高血糖や動脈硬化の予防効果を考えたら、麦オンリーのごはんでもいいくらいです。ですが、食べにくいのが欠点。そこでおすすめなのが、白米を基本とし、大麦を加えた麦ごはんです。少なくとも3割程度、大麦を加えて水溶性食物繊維を積極的にとりましょう。もちろん、大麦を増量する分にはまったく問題はありません。

※4
糖質と肥満の関係

糖質は、米やいもなどの炭水化物から、食物繊維を除いたものです。三大栄養素のひとつで、体内ではブドウ糖に分解され、生命維持のためのエネルギー源として使われます。1g当たり約4㎉のエネルギーを生み出します。エネルギー源に使われなかった糖質は、脂肪に変わり体内に蓄積されるため、太る原因になるので

出るおかゆにする人がいます。それは糖質の吸収を速めて、血糖値の急上昇を促す行為です。

固めに炊いて、ゆっくり噛んで食べる。これが、血糖値が上がりにくいごはんの食べ方です。

❖ダイエット中のごはんは夜より朝中心で痩せる

減量中、夜にごはんをとることを気にしている方もいるでしょう。糖質は、活動量の多い朝から日中を中心に食べることで消費しやすくなります。一般的に、**夕食から翌日の朝食まで空腹時間を長く取り、朝食で十分にエネルギーを補給する**ことで、脳や体がしっかりと目覚め、体温も上がります。するとエネルギー代謝のよい体になり、太りにくくなります。

す（詳しくは79ページ）。

夜、ごはんを食べたら歩く

夜にごはんを食べるなら、食後30分以内に運動をしましょう。外出が難しければ、家の中でなるべく動くようにしたり、その場で足踏みしたり、スクワットでも構いません。大きな筋肉が集中する下半身を動かして、血中の糖質をエネルギーとして使ってあげると、血糖値が上がりにくくなるからです。

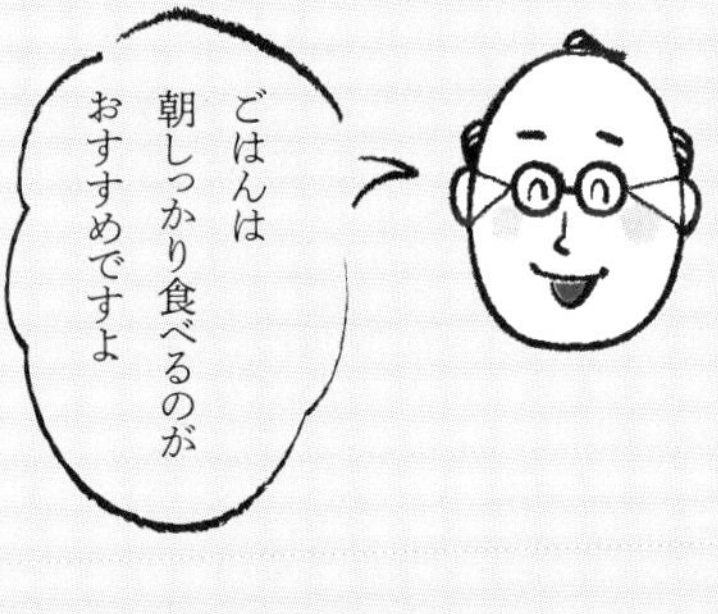
ごはんは
朝しっかり食べるのが
おすすめですよ

腸内環境

パン

摂取目安 1食分/日

ごはんと並ぶ体のエネルギー源。とり過ぎるとメタボや肥満のリスクが。種類を選べば健康効果も得られる。

賢い食べ方

“栄養不足を回避する”

其の一

「茶色いパン」を食べる

全粒粉入りがおすすめ。リスクの塊、白いパンは避ける

其の二

野菜や卵、乳製品と一緒に食べる

単独食べしがちなパンは栄養不足に陥りやすい

其の三

口当たりのよさにつられない

パンのおいしさはリスクと引き換えである

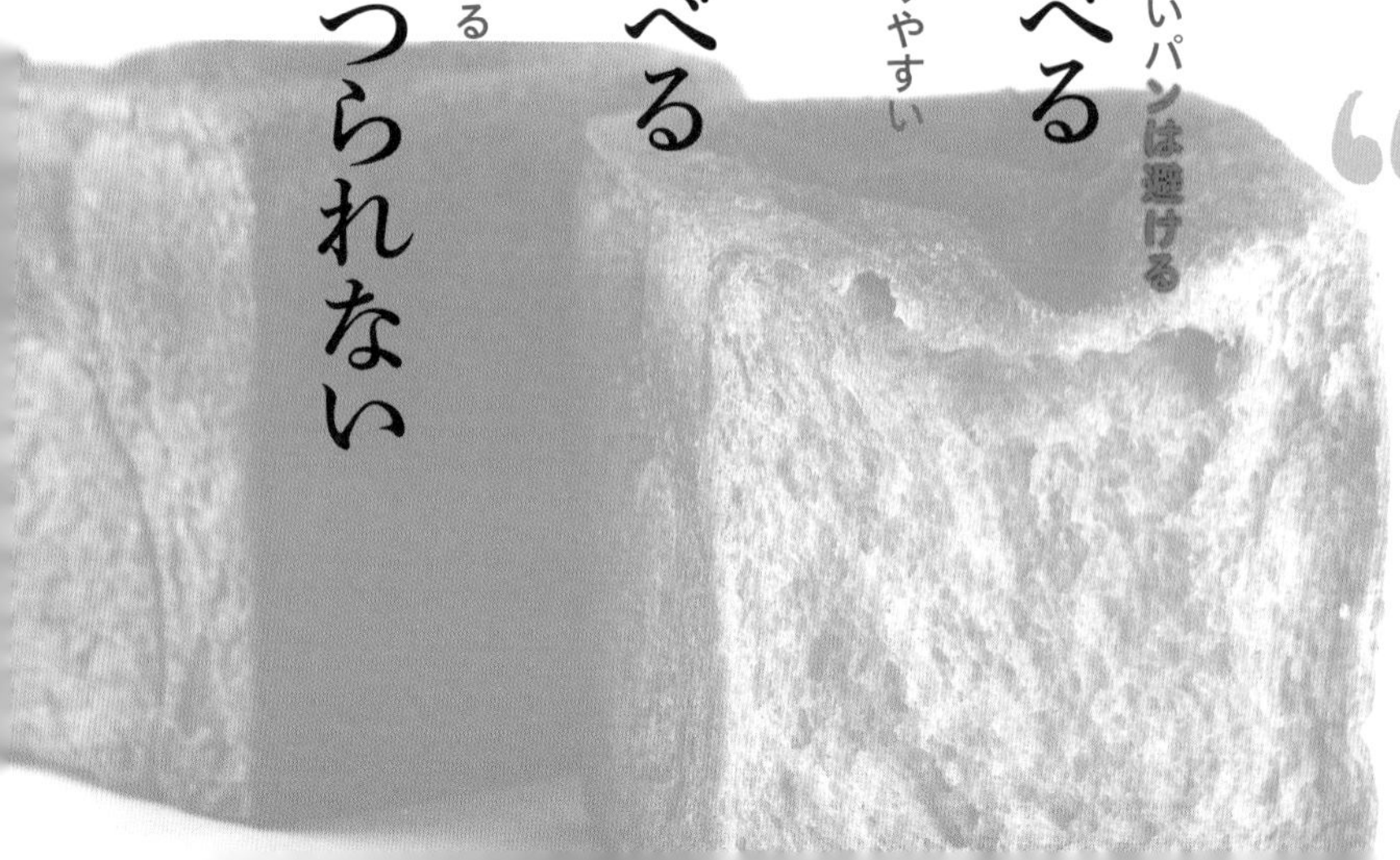

効果最大

栄養のプロが大判定！

パンランキング

手軽でおいしいパンを日常食にしている人は多いでしょう。しかしながら決してヘルシーとはいえません。質のよいものを選ぶのが肝心です。

1 全粒粉パン

小麦も米同様、精製度の低いものが体には良質。白い小麦粉に比べて血糖値の上昇が緩やかになる。

2 ライ麦パン

寒冷地でも育つライ麦は、カリウムや亜鉛を多く含み、さらに食物繊維やビタミンB群も豊富。

3 食パン

一般的な食パンは精製された白い小麦粉でつくられているため、1、2位に比べ血糖値が上昇しやすい。

ワースト1 菓子パン、デニッシュパン

健康リスクを高める材料がほとんど。糖質やトランス脂肪酸のとり過ぎに加え、添加物の心配も。

注目しよう！

糖質で「太る」仕組み を知って賢い減量を

ポッコリお腹が目立つ内臓脂肪型肥満は、糖質のとり過ぎが大きな原因のひとつです。糖質が招く血糖値の激しい上下動を、食品や食べ方でコントロールしましょう。

□50代からの減量のための食事のコツ

1 血糖値の急上昇を防ぐ食べ方を

2 糖質カットは40%まで

3 糖質の重ね食べはNG

食事をとって腸で吸収され、血中に入った糖は、インスリンの力で細胞に取り込まれ、エネルギー源になります。しかし一気に食べると、インスリンが間に合わず、糖は血中に余って高血糖に。すると血糖値を下げようと再びインスリンが分泌され、今度は糖から中性脂肪を合成。それが脂肪細胞に蓄えられ、肥満の原因となります。

❶血糖値の上昇を緩やかにするベジファースト（89ページ参照）を取り入れましょう。

❷ストイックな糖質カットは、短期の減量では結果が出ますが、続けられなければ意味がありません。

❸糖質源に当たるごはん、パン、麺は1食1品まで。

白いパン＝リスクの塊！茶色いパンで血糖値上昇を緩やかに

❖食物繊維やミネラルもとれる茶色いパン

パンは白いパンよりも断然、茶色いパンがおすすめです。

白いパンとは、食パンやバターロールなど、一般的な小麦粉で作られたパンのこと。一般的な小麦粉は小麦を粉にする段階で、食物繊維やミネラルを含んだ表皮、胚芽が取り除かれており、糖質が中心です。朝食は食パンにバターとジャムを塗るだけ、という人も多いでしょうが、栄養面からすれば、糖質と脂質に偏っています。**白いパンは口当たりもいいので、食べ過ぎて、低栄養かつカロリー過多になる危険もあります**。

一方、**茶色いパンとは、全粒粉**（※1）**パンやライ麦**（※2）**パンを指します**。これらは一般的な小麦粉以外で作られたパンです。白いパンよ

※1
全粒粉とは？
小麦粉の一種。小麦の表皮、胚芽、胚乳を含め丸ごと挽いて粉にしたもの。一般的な小麦粉は、胚乳だけを挽いた粉。

※2
ライ麦とは？
寒冷地でも栽培される麦の一種。ライ麦を挽いたものがライ麦粉。食物繊維が多く、ライ麦パン（ライ麦粉50％配合）は、食パンの2倍以上の食物繊維を含みます。

りも、食物繊維をはじめ、カルシウムや鉄などのミネラル成分が多く含まれています。血糖値の上がり方も白いパンに比べて緩やかです。

❖野菜や卵、乳製品と組み合わせる

しかし、白いパンを食べるなというわけではありません。大切なのは、むしろ食べ方です。

朝食は食パン派という人は、食パンを食べるなら、50g程度のグラノーラや、くだものを加えたヨーグルトを添えるのがおすすめ。満足感が得られ、食物繊維やカルシウムがとれて腸内環境にもよい朝食になります。サンドイッチもいいでしょう。**生野菜や卵、茹でた鶏肉など、たんぱく質、ビタミン、食物繊維などを含む食材が挟んであれば、白いパンでも栄養バランスが整います。**

一方、パンの中でも特にクロワッサンやデニッシュパン、菓子パンにはバター（マーガリン）や砂糖がたっぷり使われており、明らかに高カロリーです。

ごはんとパン どっちが高カロリー？

食パン自体はそれほどカロリーが高いわけではありません。たとえば、6枚切りの食パン1枚（約60g）は、158㎉。大きめの茶碗1杯分のごはん（約200g／336㎉）の約半分のカロリーです。ただし、これが菓子パンになると、メロンパン1個366㎉、カレーパン1個321㎉とぐっと高カロリーになります。

麺類

摂取目安 **1食分**/日

消化がよく手軽なエネルギー源になる一方、糖質&塩分過多になりやすいので、食べ方に工夫が必要。

賢い食べ方

“メタボ&塩分過多を避ける”

其の一 汁は飲まない

塩分の多くが汁に集中。残せばその5割は**カットできる**

其の二 必ず具を添える

麺だけを食べると栄養不足に！

其の三 食べるなら昼食に

活動量の少ない夜の麺類は、肥満や**メタボのリスクアップ**

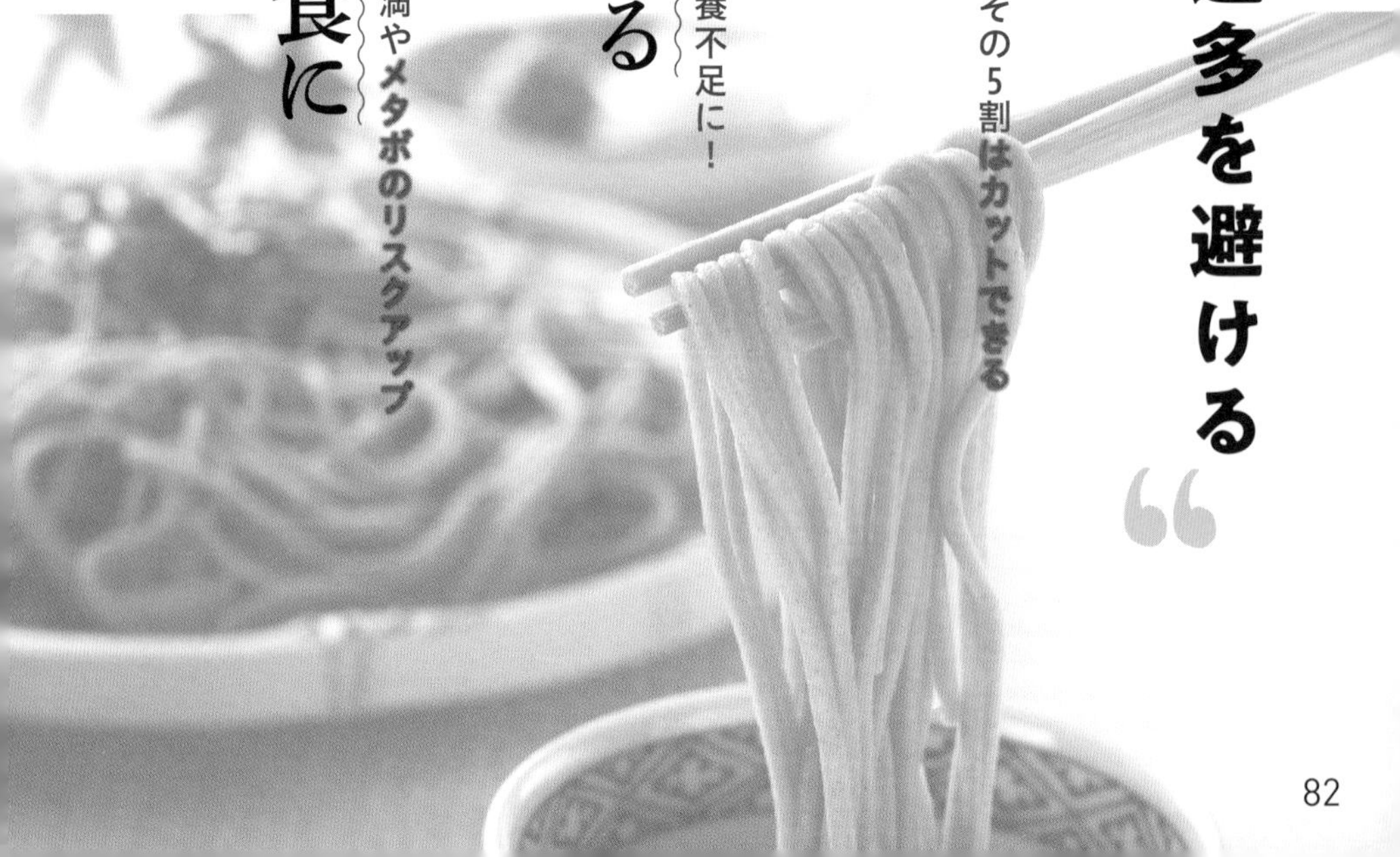

効果最大

麺類ランキング

栄養のプロが大判定！

穀類はできるだけ精製されていないものがよい。それは麺類の原料でも同様です。肥満リスクが低く、栄養をとりやすいものから選んで。

1 そば

精製度の低い、濃い色のそば粉は食物繊維が豊富。血管を強化するルチンが、動脈硬化や高血圧の予防に作用する。

2 パスタ

ほかの麺類と比べて低GI値なのが特長。パスタ用の小麦は粒子が粗いので、消化に時間がかかり血糖値の上昇が緩やか。

3 中華麺

小麦粉とかん水からなる麺。スープの種類によってカロリーや塩分量が変わる。

4 うどん、そうめん、ひやむぎ

いずれも精製された小麦粉が原料のため、血糖値を上げやすいうえ、糖質以外の栄養素はほとんど失われている。

ワースト 1 フライ麺、ノンフライ麺

インスタント麺のこと。特に油で揚げたフライ麺は酸化が進み、老化の原因に。また、添付調味料も含めると、1食で1日の塩分量の大半を占めることも。

注目しよう！

GI値 に注目して主食を選んでみよう

食品をとった際の血糖値の上昇の仕方をブドウ糖を100として数値化したもの。生活習慣病の予防には血糖値の急上昇を招かない低GI食品が有効です。

□ 主食のGI（グリセミック・インデックス）値比較

	食品	GI値
高GI	白米	89
	白いパン	71
中GI	そば	59
	全粒粉パスタ（茹で）	58
低GI	玄米	50
	ライ麦パン	50
	パスタ（カッペリーニ）	45
	ラザニア	28
	大麦	22

出典：THE UNIVERSITY OF SYDNEY
http://www.glycemicindex.com

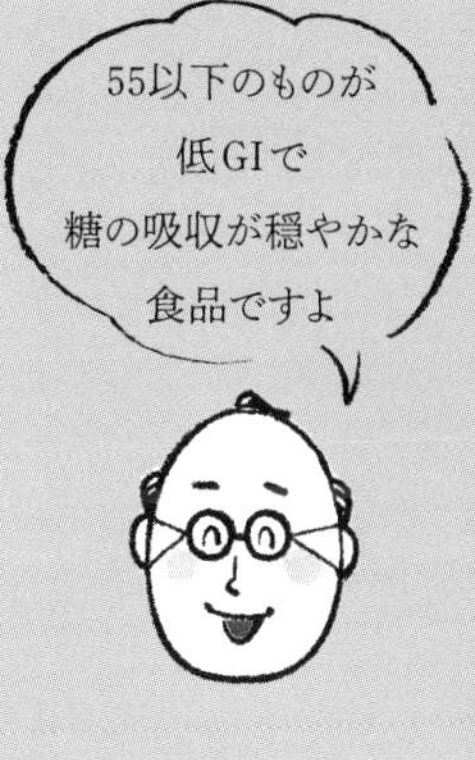
55以下のものが
低GIで
糖の吸収が穏やかな
食品ですよ

麺類は糖質、塩分を最小限に抑える食べ方を！

❖汁を飲むと血管の寿命が縮む

血管の健康維持が重要な50代、特に気をつけてほしいのは麺の食べ方です。**食べ方を間違えると塩分過多になりやすく、それが続くと高血圧（※1）や動脈硬化、ひいては脳卒中や心疾患などの生活習慣病を招きます**。まずは麺の汁を飲むのはやめ、できるだけ残すようにしてください。

❖そばはすするようにサッと食べれば、塩分カット

おすすめの麺は盛りそば。濃い色の**そば粉は精製度が低く、食物繊維やルチン（※2）が含まれています**。さらに血圧の上昇を防ぐ3つのミネラル、塩分を体外に排出するカリウム、血管の収縮と拡張を促すカルシ

※1
塩分と高血圧
医療機関で血圧を測ったとき、収縮期血圧140㎜Hg以上、または拡張期血圧90㎜Hg以上の状態が続くと高血圧と診断されます（診察室血圧）。対して自宅で測る血圧は家庭血圧）。日本人の高血圧の約90％が原因を明確に特定できない本態性高血圧ですが、考えられる原因のひとつが、塩分のとり過ぎです。血液の塩分濃度を下げるため血液の水分量が増加し、血管に負担をかけることが高血圧を招くといわれています。

※2
ルチンは血管にいい成分
毛細血管を強化する、血管の収縮機能を高めるなど、血の巡りをサポート。かつてはビタミンPとも呼ばれました。ビタミンCの吸収を促すほか、体内にたまる活性酸素を抑える抗酸化力にも優れています。

ウム、血管を拡張させ血圧を下げるマグネシウムの宝庫です。

そばがつゆの塩分を吸う前にサッと食べましょう。そばを3～5本つまみ、わさびとつゆをちょっとつけて一気にすする〝粋な食べ方〟は、健康にもいいのです。製品によりそば粉の割合が違うので、八割そば（そば粉8割、小麦粉2割）や十割そばを選びましょう（※3）。

一方、うどんは、精製された小麦粉で作られているので、消化・吸収に優れています。その分、血糖値が上がりやすいといえます。

そばもうどんも糖質が中心なので、食べるのは昼食がおすすめです。

❖麺にはおかずか具材を添えて栄養不足を防ぐ

麺類は栄養が糖質に偏りがち。ラーメンなら、野菜やメンマ、チャーシューを、そばやうどんには、卵やのりなど、特にたんぱく質や食物繊維がとれる食材を添えましょう。ヘルシーに見える、タラコやアサリなどを使った和風パスタは、意外と脂質や塩分が高いので注意。和風ならば植物性たんぱく質がとれる納豆パスタがおすすめです。

動脈硬化や脳出血、虚血性心疾患などの予防に有効という研究報告も。そば、柑橘類、玉ねぎなどに多く含まれています。

※3　わからないときは、パッケージ裏の成分表示を確認。原材料の分量が多い順に表記されているので、そば粉が先頭に書いてあるものを選びましょう。

50代の食養生
こんなときにはアレ食べる

悩みを解決！　症状別おすすめの食べ物

しつこい疲れには

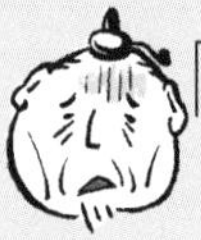

「疲れがとれないのぉ」

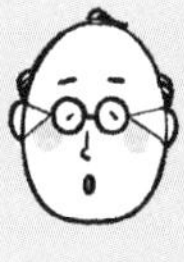

「アスタキサンチンや
アントシアニンをとって
みてはいかがでしょう」

おすすめの食材

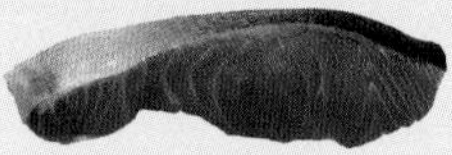

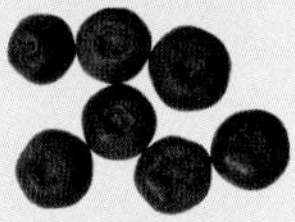

疲れた体には、筋肉の疲労回復に働くイミダゾールジペプチド（鶏むね肉）、自律神経に作用してコリなどを解消するγ-オリザノール（米ぬか、玄米）が有効です。また目の疲れが体全体を疲れさせることもあるので、アスタキサンチン（紅鮭、桜えび）、ルテイン（ほうれん草、ケール）、アントシアニン（ブルーベリー）を合わせてとりましょう。ただし、ビタミンやミネラルが不足すると代謝が悪くなりせっかくとった栄養素も体に吸収されません。野菜や海藻などを含めたバランスのよい食事を忘れずに。

二日酔い対策には

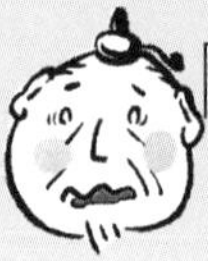

「二日酔いに
なりそうだのぉ」

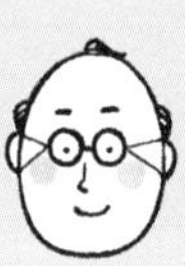

「鶏のから揚げを
つまみにしてください」

おすすめの食材

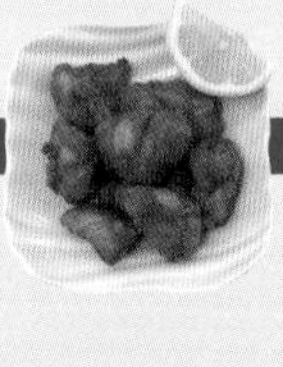

二日酔いの予防策は、①アルコールの消化吸収を遅らせること、②アルコールを速く分解すること。①には、胃にたんぱく質や脂質が含まれた食べ物が入っていると有効です。鶏のから揚げやアジフライなどをおつまみに選びましょう。②は、アルコールを分解する肝臓に働きかける酢を使った酢の物や、しじみに含まれるオルニチンが有効。そして、水をいっしょに飲むことも大切です。お酒を飲んだ翌朝は、しじみのみそ汁で肝臓を労りましょう。

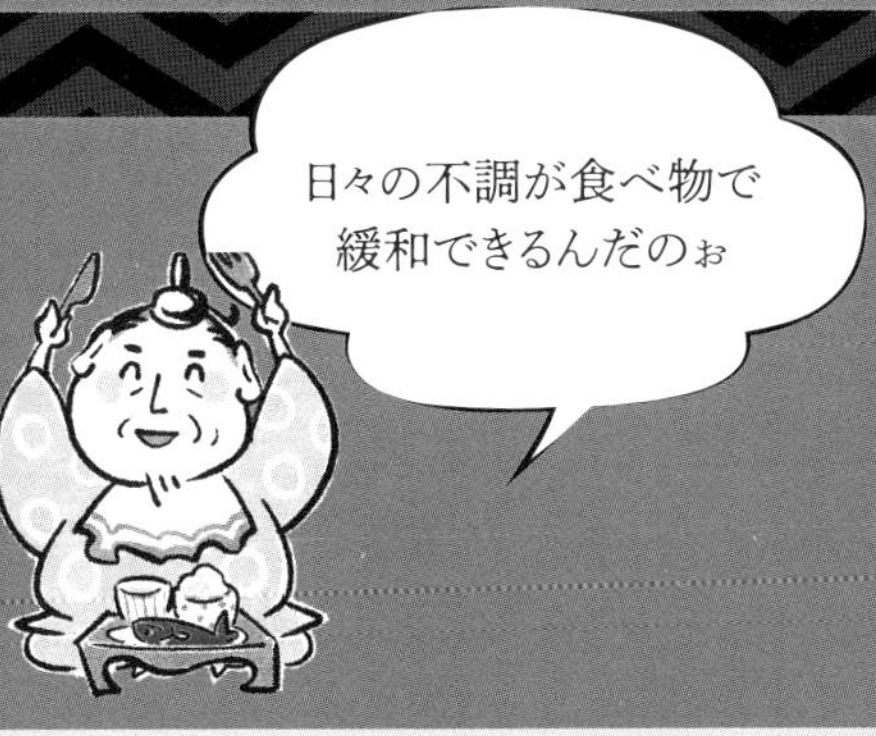

胃もたれには

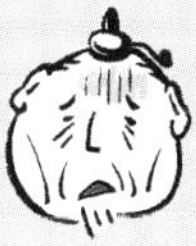
「胃がもたれるのだ……」

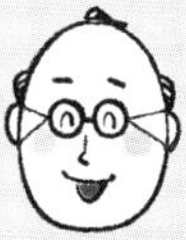
「大根やキャベツがよいですよ」

おすすめの食材

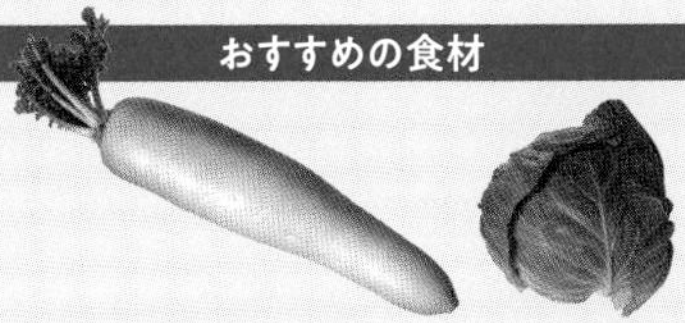

油は消化に時間がかかるので、その分、胃への負担が増えます。そのため、油料理を控えることが予防策になります。食べるともたれる食材がわかっているなら、それを避けるのが確実ですが、食べたいときもあるもの。そんなときは、消化を助けてくれる大根の成分リパーゼや、キャベツの成分キャベジンなどが含まれるアブラナ科の野菜をいっしょにとるとよいでしょう。

髪の健康には

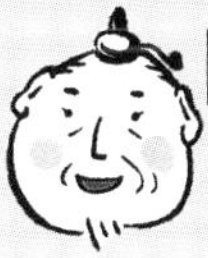
「髪の毛にはやっぱりわかめかのぉ」

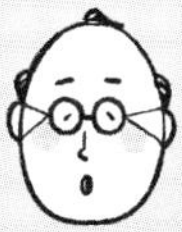
「青魚やしょうがを食べてください」

おすすめの食材

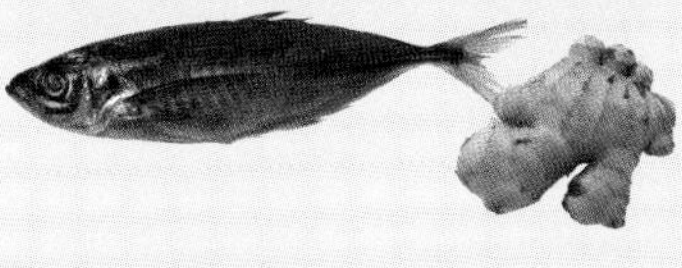

食べ物で髪を若返らせるのは難しいですが、頭皮の血流をよくすることと、髪の材料になるたんぱく質をしっかりとることは必要でしょう。血流をよくする成分は、ＥＰＡ（青魚）やムメフラール（加熱した梅干し）、ピラジン（ピーマンやししとうのワタや種）、ショウガオール（加熱したしょうが）などがあります。

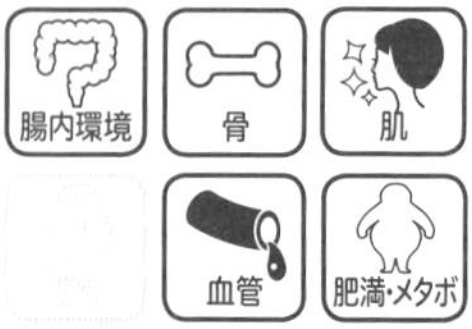

野菜

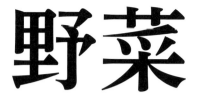

摂取目安 350g～／日

食物繊維が腸内環境をサポートし、血糖値の急上昇を抑える！　さまざまな栄養成分が体の老化を防ぐ。

老化を寄せつけない 効果的な食べ方

其の一 芯や皮まで食べる

芯や皮、皮のすぐ下に豊富な栄養が隠れている！

其の二 旬の野菜を食べる

食べ頃の野菜はおいしく、栄養もたっぷり

其の三 野菜は緑黄色1：淡色2の割合でとる

単品摂取では効果減。ビタミン、ミネラルは相乗効果を狙わないと損！

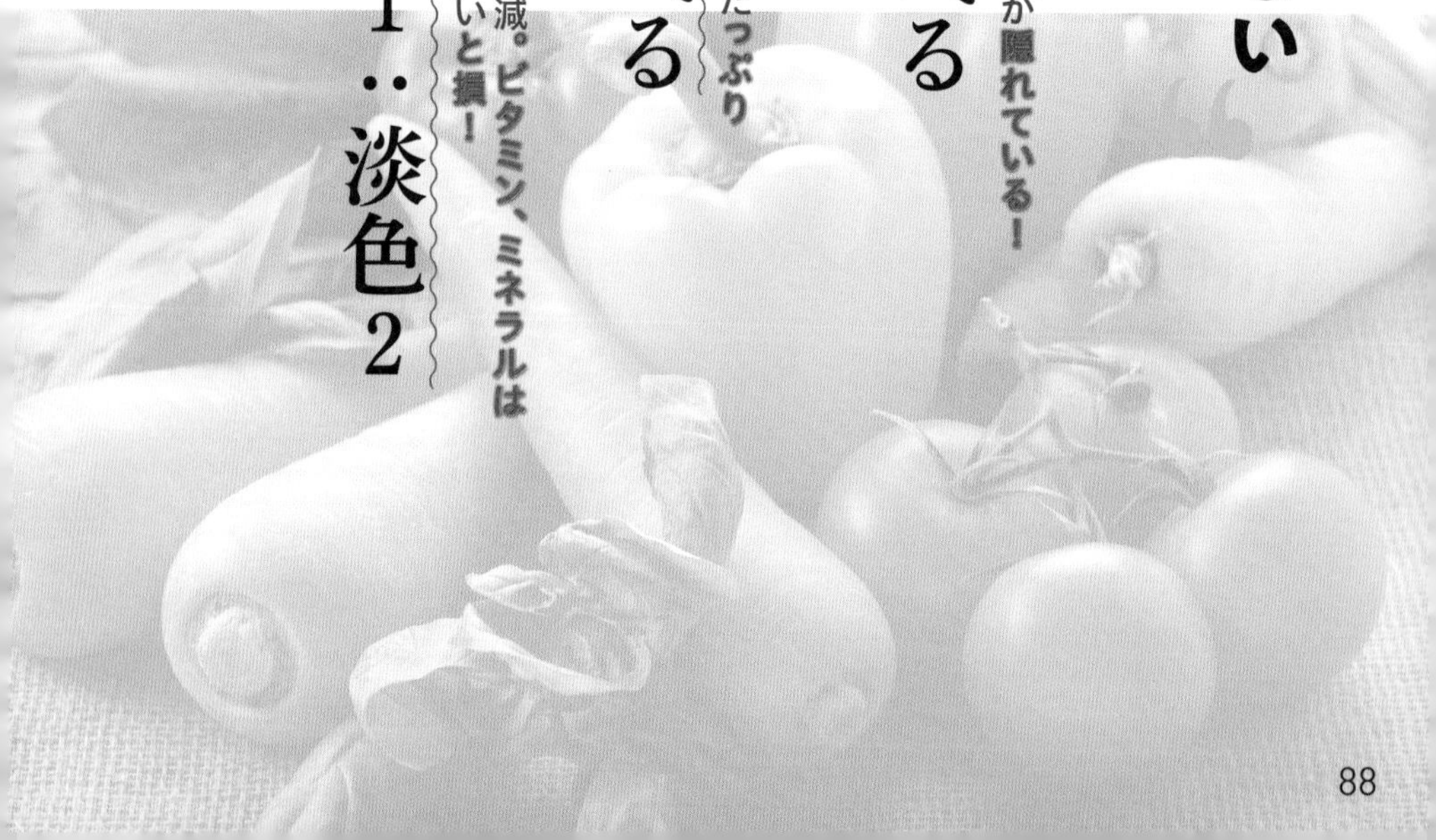

効果最大

栄養のプロが大判定！ 野菜ランキング

緑黄色野菜*

いずれもカロテン（β-カロテン）を豊富に含む濃い色の野菜です。各野菜独自の色素やにおい成分からなる抗酸化物質が、生活習慣病や老化予防に働きます。

1 **トマト**
注目成分：リコピン、トマトサポニン

2 **ピーマン**
注目成分：ピラジン

3 **ブロッコリー**
注目成分：スルフォラファン

4 **ニラ、小松菜**
注目成分：ケンフェロール（ニラ）、カルシウム（小松菜）

5 **ほうれん草、にんじん、かぼちゃ**
注目成分：ルテイン（ほうれん草）、カロテン（にんじん）、ビタミンE（かぼちゃ）

淡色野菜

カロテンの含有量は少ないものの、食物繊維やビタミンC、ファイトケミカルなどを含む野菜。50代注目の健康成分がとれる淡色野菜を格づけしました。

1 **ごぼう**
注目成分：食物繊維、クロロゲン酸

2 **なす**
注目成分：ナスニン

3 **長ねぎ**
注目成分：硫化アリル

4 **玉ねぎ**
注目成分：ケルセチン、イソアリシン

5 **もやし**
注目成分：食物繊維

＊可食部100g当たりカロテン（β-カロテン当量）を600μg以上含む野菜を指す。

注目しよう！

ベジファーストは血糖値の上昇を緩やかにする

ベジファースト（ベジタブルファースト）とは食事の最初に野菜をとること。シンプルですが非常に効果的。血管を健やかに保ったりメタボを予防するためにすぐに実践してほしい食べ方です。

□ 効果的なベジファーストのコツ

- 野菜は1食＝120g
- 野菜は主食の15分前
- 生野菜・加熱野菜どちらもOK

野菜の食物繊維が先に腸に届くことで、主食の糖質の吸収速度が遅くなるため、血糖値の上昇が緩やかになる。また、野菜で満腹感を得ておけば、主食は少量に減らせるという効果が。その結果、生活習慣病の原因、メタボを予防できます。

緑黄色野菜の抗酸化力で活性酸素を抑える

❖50代男性の7割は野菜不足

野菜には、**ストレスなどによって増加しやすい活性酸素を抑える抗酸化物質がたっぷり**。健康な体の土台となり、生活習慣病の予防や改善に不可欠なビタミン、ミネラル、食物繊維、多様なファイトケミカル（機能性成分）も豊富に含まれています。

日々ストレスにさらされている50代であれば、日本人の野菜摂取量の目標値である「1日350g」はしっかりとってほしいところです。

しかしながら、現状、**50代男性で1日350g以上の野菜を摂取できているのは約3割、平均摂取量は約280gに留まっています**（「平成30年国民健康・栄養調査」）。まずは不足の70g分、今の食事にあと1品野

※1
緑黄色野菜と淡色野菜
可食部100g当たりのカロテン（β-カロテン）の含有量が600μg以上の野菜を「緑黄色野菜」と分類し、それ以外の野菜は一般的に淡色野菜といわれています。緑黄色野菜は色が濃いので、見分ける目安になりますが、なすのように皮のみが濃く、中が淡い色の野菜は淡色野菜に入ります。

※2
抗酸化ビタミンのA・C・E（エース）
あわせてとると相乗効果も期待できます。
・ビタミンA（β-カロテン）
脂溶性のビタミンで、目の健康を保ったり、皮膚や体内の粘膜を守って、免疫機能を高めるのに働きます。植物に含まれる色素成分・カロテノイドは、体内でビタミンAに変わり、強い抗酸化力で、悪玉（LDL）コレステロールの酸

菜のおかずをプラスしてとる、そんな意識を持つようにしましょう。

❖緑黄色野菜と淡色野菜をバランスよく

野菜は緑黄色野菜と淡色野菜の2種類に大別されますが（※1）、それぞれ1日の摂取の目安は、**緑黄色野菜1：淡色野菜2の割合、つまり緑黄色野菜は120g、淡色野菜は230g程度食べる**ようにします。

野菜の持つ多彩な個性をひとつひとつ理解するのは至難の業。そこで、**緑黄色野菜では、主に抗酸化ビタミンともいわれるビタミンA・C・E（※2）を補い、淡色野菜では全体のボリュームと食物繊維を補う**、と覚えておくといいでしょう。

❖トマトは食べ方を問わず、とにかく食べる

緑黄色野菜の中でおすすめを挙げるなら、断トツでトマトです。**トマトに含まれるリコピンの抗酸化力は、β-カロテンの2倍、ビタミンEの100倍**といわれています（※3）。ちなみにリコピンは、生よりも加

化を防ぎます。にんじん、ほうれん草などに豊富。

・ビタミンC
水溶性の抗酸化ビタミンで、細胞の結合を高めるコラーゲンの合成にも欠かせない栄養素。血管や皮膚、病原体と闘う免疫細胞を丈夫に保持。ストレスから心身を守る抗ストレスホルモンの産生にも関与します。赤ピーマン、菜の花などに豊富。

・ビタミンE
脂溶性の抗酸化物質として、体内の脂肪組織を活性酸素から守ります。特に血液中の悪玉（LDL）コレステロールの酸化抑制は、動脈硬化の予防につながるもの。アーモンド、かぼちゃ、モロヘイヤなどに豊富。

※3
強力な抗酸化力のリコピン
リコピンは、ファイトケミカルのうち、カロテノイドに分類されるまっ赤な天然色素。抗酸化作用に優れ、がんの予

工品に多く含まれています。トマト缶も大いに活用しましょう。

また、トマトサポニンという成分も注目されています。コレステロールの酸化を防ぐ作用があり、動脈硬化の予防が期待できます。サポニンは成熟したトマト、特にミニトマトに豊富。リコピンとは反対に、加熱処理したジュースや加工品にはほとんど含まれていません。なので、トマトは生や加熱調理など、さまざまな料理で食べましょう。スープに生のトマトを加えてもOKです。

❖野菜は組み合わせることで栄養効果がアップ

もちろん、トマトだけでなく、野菜にはそれぞれ特徴があるので、理想は**1食で3～4種類の野菜を組み合わせる**こと。毎食が難しいなら、1日の中で調整しましょう。

ピーマンは、血栓を防ぎ、血液をサラサラにする作用があるピラジンという成分が特徴です。ピラジンは、内側の白いワタや種の部分に多く含まれていますので、そのまま食べたほうがお得。

防効果が期待できます。トマトやスイカ、柿などに豊富。脂溶性なので、ドレッシングやオリーブオイルをかけるなど、油といっしょにとると吸収率が高まります。

※4 **スルフォラファンとは?**
ブロッコリーと、ブロッコリーの新芽＝スプラウトに含まれるファイトケミカルの一種で、スプラウトのほうが高濃度とされます。抗酸化力が強く、また肝臓の解毒作用を助ける働きも報告されています。アルコールが肝臓で代謝されてできるアセトアルデヒドは、二日酔いの原因となりますが、その排出にも貢献。ブロッコリーの場合、その働きを活性化させるには、75℃以下の低温で鍋のふたをずらして、蒸すように茹でること。温度が高いと減少してしまいます。

ブロッコリーには、がんを抑制する抗酸化成分、スルフォラファン（※4）が含まれます。

❖ニラ、小松菜は骨粗鬆症対策に最適

50代は骨粗鬆症予防も課題。カルシウム摂取は必須です。ニラ、小松菜は、特に骨強化によい成分がとれます。**乳製品が苦手な人は、野菜からとって**みましょう。

ニラには骨粗鬆症を予防する働きのあるポリフェノールの一種（※5）・ケンフェロールがあり、小松菜はカルシウム（※6）が牛乳並みに豊富です。お浸しなど、あと1品の野菜おかずとしておすすめです。

ほうれん草は、目のぼやけを改善する働きがあるルテインが含まれており、にんじんやかぼちゃは抗酸化力があるカロテン、さらにかぼちゃはビタミンEも豊富です。

※5
植物の色素成分であるポリフェノールは種類が豊富。ブドウのアントシアニン、大豆のイソフラボン、茶葉やカカオのカテキン、コーヒーのクロロゲン酸などが知られています。

※6
カルシウム豊富な野菜はほかに、かぶの葉、モロヘイヤ、水菜、青梗菜、パセリなど。

淡色野菜の食物繊維が血糖値の上昇を緩やかにする

❖ごぼうは皮、もやしはヒゲの栄養に注目！

淡色野菜は一度に量をたくさん食べられるものが多いので、緑黄色野菜と組み合わせることで、1日の目標摂取量350gをクリアしやすくなります。

量を食べることで食物繊維がしっかりとれるので、腸内環境を整えるのに役立ちますし、血糖値の上昇も緩やかになります。

おすすめの淡色野菜・**ごぼうは、水溶性・不溶性どちらの食物繊維も豊富**なうえに、皮の部分には、ポリフェノールの一種・クロロゲン酸が豊富です。

もやしは、低カロリーでボリュームもあります。食物繊維の含有量がトップというわけではありませんが、1食でたくさんとれるのが強み。**もやしのヒゲにも食物繊維が含まれています**ので、ぜひ食べましょう。

❖マルチな健康効果が期待できるなす

なすには強力な抗酸化成分があります。それは、紫色の皮の部分に含まれるポリフェノールの一種・ナスニンです。体内の活性酸素を抑える作用があり、がんや動脈硬化の予防が期待できます。

また、**血圧や尿酸が気になる人は、なすを積極的に食べて**ください。なすにはカリウム（※7）が豊富に含まれており、塩のとり過ぎによって過剰になったナトリウムを排出させる作用があるからです。どちらも水溶性のため、煮物にすると流出してしまいます。炒め物、天ぷらなど油を使った料理がおすすめです。

❖血管の健康には、刻んだ長ねぎ、すりおろした玉ねぎ

長ねぎと玉ねぎは、血液サラサラ効果に注目です。ねぎ類に含まれる

※7
カリウムは野菜に多く含まれますが、水に溶けやすいので、汁ごと食べられる料理にするか、生で食べる機会を持ちましょう。

アリシンは、血栓を溶かす働きがあるからです。

硫化アリルは、細かく刻むことでアリシンになります。長ねぎなら小口切りがおすすめです。玉ねぎなら、みじん切りやすりおろしを使ったドレッシング、焼き肉のタレもいいでしょう。アリシンは水溶性のため、水にさらすと流れ出てしまうので、薬味などでさらさずに食べるのがおすすめです。

アリシンといえば、スタミナ野菜のにんにくにも豊富に含まれています。にんにくは、アメリカ国立がん研究所が発表している「デザイナーフーズ・プログラム」（※8）で**がん予防に効果的な食品のトップ**に挙げられている、強力な抗酸化食品です。ガーリックソテーやペペロンチーノなど、にんにく料理もおすすめです。

※8
デザイナーフーズ・プログラム
1990年、アメリカ国立がん研究所から始まった、発がん予防研究の名称を「デザイナーフーズ・プログラム」といいます。約40種の野菜やくだものについて書かれた論文が検証され、がん予防にとって重要性の高い順に並べたピラミッドが発表されました。にんじん、セロリ、玉ねぎなど、抗酸化力の高い植物性食品が上位を占めています。キャベツ、大豆、しょうが、

栄養素量で選ぶ! 野菜ランキング

＊一般的にふだんよく食べられる野菜について、生の100g当たりの成分値を比較しました。

\腸内環境・血管に!/

食物繊維がとれる野菜

1	モロヘイヤ	5.9g
2	ごぼう	5.7g
3	芽キャベツ	5.5g
4	ゆりね	5.4g
5	枝豆	5.0g
5	オクラ	5.0g
7	ブロッコリー	4.4g
8	むかご	4.2g
8	和種なばな	4.2g
10	大根・葉	4.0g
10	らっかせい	4.0g

\骨強化に!/

カルシウムがとれる野菜

1	パセリ	290mg
2	モロヘイヤ	260mg
2	大根・葉	260mg
4	かぶ・葉	250mg
5	バジル	240mg
6	しそ	230mg
7	ケール	220mg
8	水菜	210mg
9	小松菜	170mg
9	ルッコラ	170mg
11	つるむらさき	150mg

\老化防止・血管に!/

ビタミンAがとれる野菜

＊β-カロテン当量

1	モロヘイヤ	10000μg
2	にんじん	8600μg
3	パセリ	7400μg
4	あしたば	5300μg
5	春菊	4500μg
6	ほうれん草	4200μg
7	西洋かぼちゃ	4000μg
8	大根・葉	3900μg
9	ニラ	3500μg
10	小松菜	3100μg

ビタミンCがとれる野菜

1	赤ピーマン	170mg
2	芽キャベツ	160mg
3	黄ピーマン	150mg
4	和種なばな	130mg
5	ブロッコリー	120mg

ビタミンEがとれる野菜

1	らっかせい	7.2mg
2	モロヘイヤ	6.5mg
3	西洋かぼちゃ	4.9mg
4	赤ピーマン	4.3mg
5	しそ	3.9mg

腸内環境　骨　血管　肥満・メタボ

きのこ

摂取目安 50g〜/日

食物繊維豊富で、低糖質＆低カロリーのメタボ救済食材。
骨の強化に欠かせないビタミンDもとれる。

腸内環境＆メタボを改善する 効果的な食べ方

其の一 洗わずに使う
洗うと菌やうまみが流れてしまう

其の二 使う前に天日に当てる
しいたけやまいたけはビタミンD量がアップ！

其の三 食べ始めにたっぷり食べる
豊富な食物繊維が血糖値の上昇を抑える

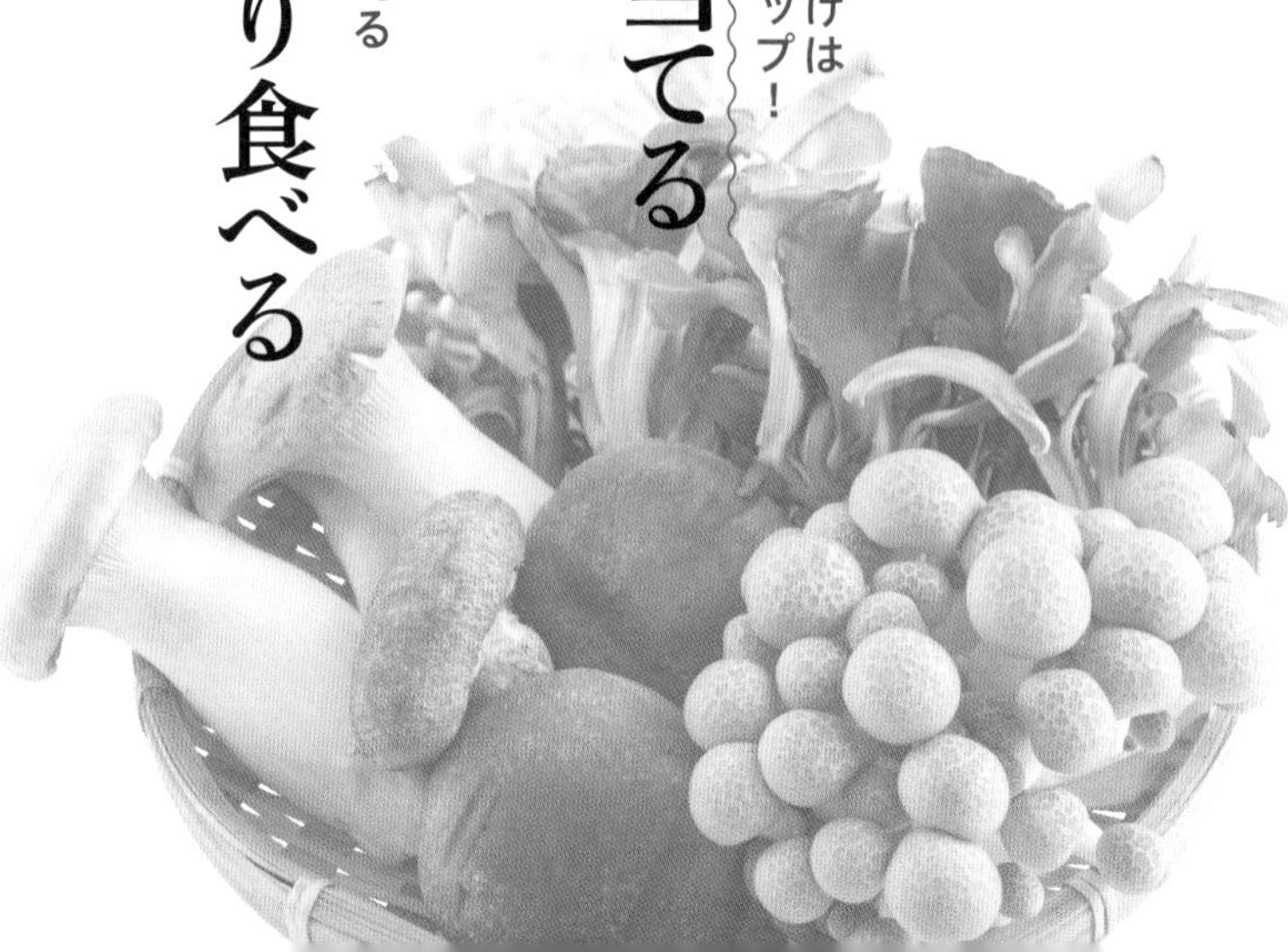

効果最大

きのこランキング

栄養のプロが大判定！

うまみ、香り、食感……多彩さを利用して、毎食でもとってほしいきのこ。骨強化や腸内環境改善に役立つ種類をピックアップ！

1 きくらげ

骨強化を助けるビタミンＤの含有量がきのこ類でトップ！カルシウムも豊富で、食物繊維はごぼうの約3倍。

2 まいたけ

きくらげに次ぐビタミンＤ量。免疫細胞を活性化させるβ-グルカンが豊富にとれる優秀食材。

3 しめじ

ビタミンＢ群、ビタミンＤを多く含む。肝臓の働きをサポートするオルニチンが豊富にとれる。

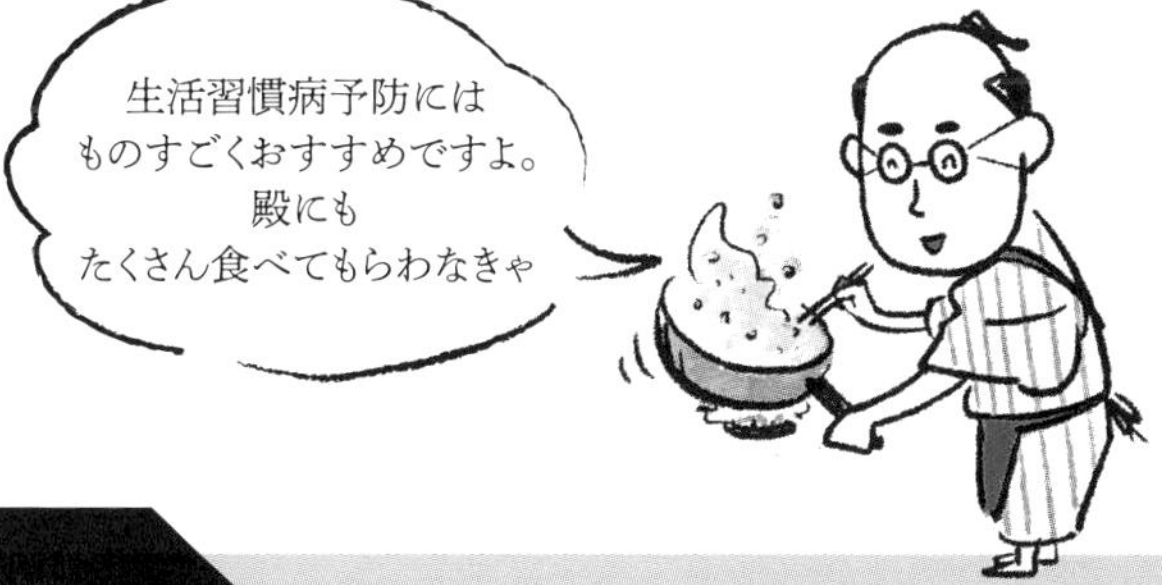
生活習慣病予防にはものすごくおすすめですよ。殿にもたくさん食べてもらわなきゃ

最新研究

MD フラクション

はまいたけ独自の水溶性食物繊維。強い免疫効果に期待！

まいたけの食物繊維に着目した研究が進んでいます。血糖値の上昇を緩やかにし、コレステロール排出を促すのに加えて、次のような報告がされています。

ＭＤフラクションは、まいたけに特有なβ-グルカン（水溶性食物繊維）の一種です。神戸薬科大学微生物化学研究室で特定されました。β-グルカンの中でも、免疫細胞の賦活作用が高いとの論文が発表され、がんの予防の可能性が示されています。

また、最近ではまいたけのα-グルカンに、インフルエンザ治療効果が期待できるとの報告もされています。

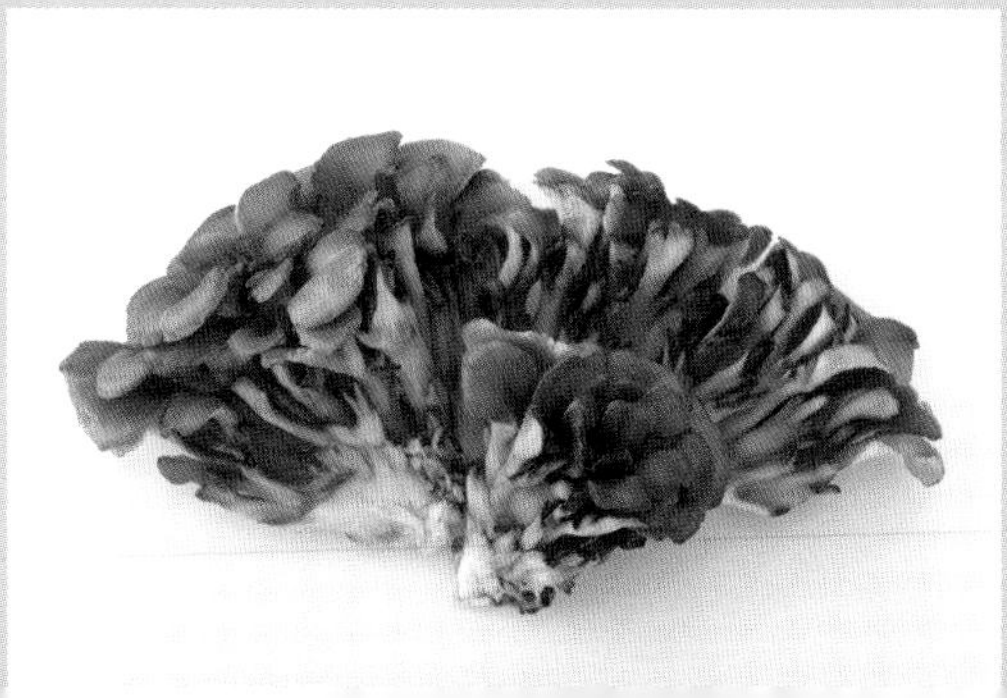

ビタミンDがとれる貴重な食材で骨を強化！

❖骨強化に欠かせないビタミンD

きのこはビタミンDがとれる貴重な食品です。ビタミンDといえば、もともと、体内に吸収されにくいカルシウムの吸収や、骨への沈着をサポートするのに欠かせない成分。年齢的にもカルシウムの吸収率が低下している50代は、できるだけカルシウムと共にビタミンDをとるようにしてください。数あるきのこの中で**ビタミンDが多いのは、トップがきくらげ、続いてまいたけ**です（※1）。

❖きのこの不溶性食物繊維は毎食でもとる

きのこは種類を問わず、腸内の善玉菌のエサとなる食物繊維が豊富で

※1
ビタミンDは、日光に当てると増えます。これはエルゴステロールという、紫外線を受けてビタミンD_2に変わる成分によるもので、まいたけにも含まれています。干ししいたけは、生しいたけの約32倍ものビタミンDが含まれています。エルゴステロールは、しめじ、なめこにも含まれています。

きのこの栄養量比較（50g当たり）

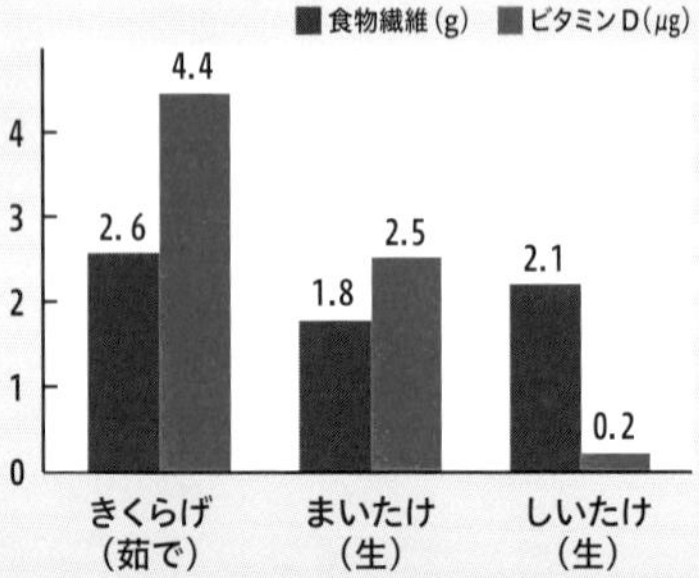

す。特に腸のぜん動運動を促して、整腸に作用する不溶性食物繊維を多く含みますので、淡色野菜のひとつに数えて、毎日必ずとりましょう。腸内環境の改善が期待できます。

たくさん食べても体に害になる要素はなく、むしろ、**低カロリー＆低糖質で、ボリュームも出る食材なので、毎回の食事でとってもいい**。メタボが気になる50代にとっては、まさにお助け食材のひとつです。

まいたけを50g食べてからごはんをとったら、血糖値の上昇が抑えられたという報告もあります。きのこを食べるなら食べ始めに、を心がけてください。

さまざまな種類があるので、食べやすいきのこをチョイスしてくださ い。気をつけたいポイントは、洗わないこと。表面に付着した菌や香りの成分が水で流れてしまうので、もったいないです。

❖油といっしょに食べると吸収効果アップ

また、ビタミンDは脂溶性なので、油といっしょにとると効率よく体

独自成分・エリタデニンで生活習慣病予防

エリタデニンはしいたけに特に多く含まれる特有の成分。血中コレステロール値を下げる効果があるとされ、動脈硬化を予防する働きがあるといわれています。水に溶け出しやすいので、干ししいたけを使う際は、戻し汁も捨てずに使うのが肝心です。また、マッシュルームにも微量に含まれることが報告されています。

しいたけのうまみ成分は減塩調理に役立つ

しいたけは、特有のうまみ成分・グアニル酸が豊富。これがよい出汁となり、料理にしいたけを加えることで、塩分を少なめにした薄味でもおいしく仕上げることができます。

に吸収されます。きのこの炒め物やきのこのパスタ、きのこソースのハンバーグなど、具にきのこを使ったメニューを選びましょう。

きのこ入りのクリームスープなんて最強メニューです。乳製品には脂質やカルシウムが含まれているので、免疫機能の向上と骨粗鬆症の予防が同時にのぞめるというわけです。カルシウムが豊富な小松菜や、カルシウムの骨への吸着を助けるビタミンKを含むほうれん草入りであれば、さらに理想的です。

また、和食に合わせるならば、独特のぬめりがおいしい、なめこのみそ汁をチョイスしてみては。**なめこは水溶性・不溶性両方の食物繊維がとれます**。独特のぬめり成分はペクチンといい、糖質の吸収を緩やかにしたり、コレステロール値の上昇を抑える作用もあり、動脈硬化の予防にもつながります。腸に届くと、みその発酵パワーと合わせて腸内環境改善に働いて、生活習慣病の予防にひと役買います（※2）。うどんやそばなど麺類を食べるとき、なめこをトッピングしてもいいでしょう。

※2
なめこのヌルヌル成分は腸内環境改善に役立つ
なめこ独特のヌルヌル成分・ペクチンは、たんぱく質と多糖類が結びついた粘性物質で、水溶性食物繊維の一種です。オクラや長いも、モロヘイヤなどのネバネバ、ヌルヌルも類似の成分。

きのこは冷凍保存で活用を
毎食でもとりたいきのこ。洗わずに石づきを切り落として、ふさを分けてから、ファスナー付きの保存袋に入れ冷凍室へ。冷凍すると細胞が壊れて、栄養が吸収されやすくなります。調理する際は、解凍せずそのまま加熱するのがポイント。冷凍保存しても栄養は変わりません。

• eiyo column •

1日10粒で老化を予防！
ナッツ類の栄養に注目

手軽に食べられ、栄養価の高いナッツ類は、間食におすすめしたい食材です。全般的に脂質がやや多くてカロリーは高めなものの、糖質は少なく、ビタミン、ミネラルが豊富。歯ごたえがあってよく噛んで食べなければならないため、少量でも満足感が得られます。中でもおすすめのナッツ類を格づけしました。

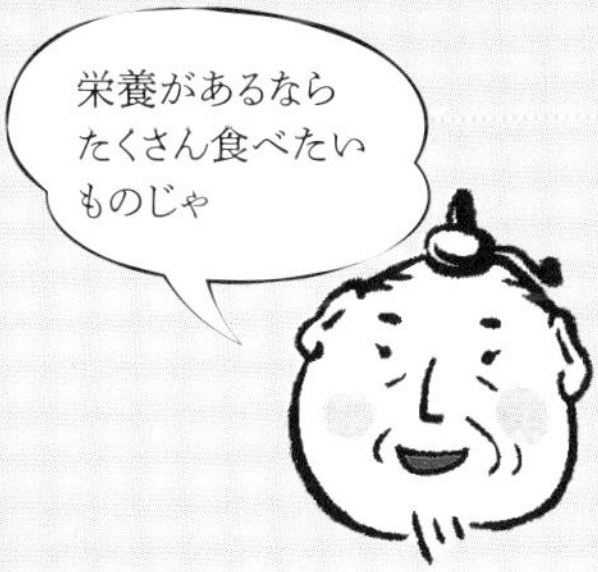
栄養があるなら
たくさん食べたい
ものじゃ

おすすめ！

ナッツランキング

1 アーモンド

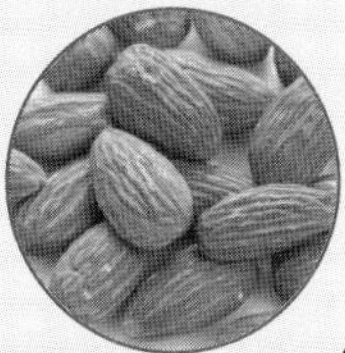

抗酸化力が高まる「若返りのビタミン」ビタミンEの宝庫。錆びつきを防いで老化予防に。カルシウムやマグネシウムも豊富です。

2 ピスタチオ

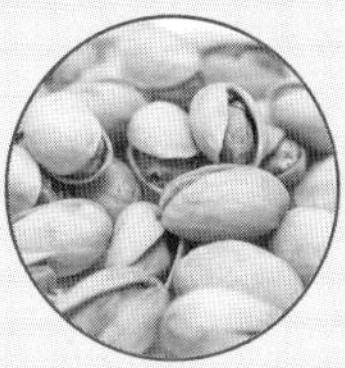

ビタミンA、カリウムをはじめとする、ビタミン、ミネラルが豊富です。

3 くるみ

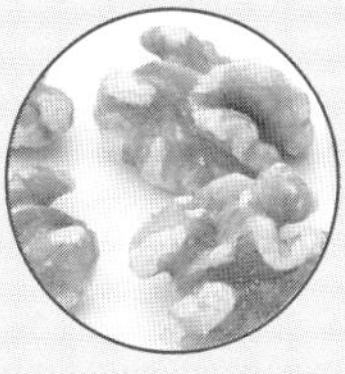

魚の油と同じ仲間のn-3系脂肪酸がナッツでは最も豊富。血管の健康に役立ちます。

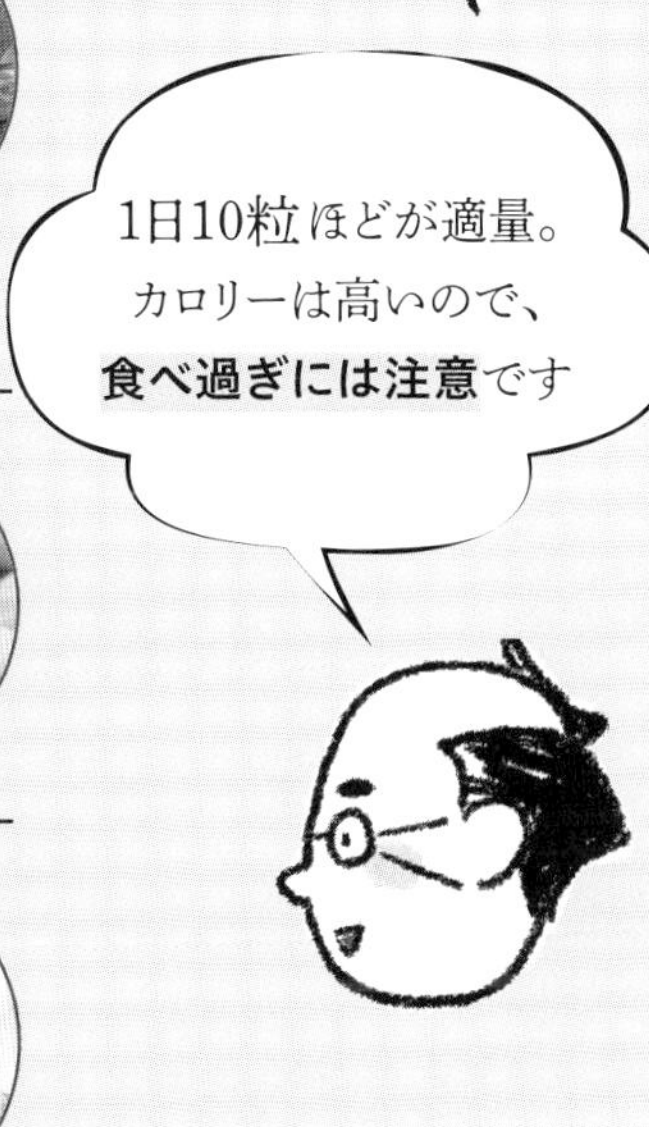
1日10粒ほどが適量。
カロリーは高いので、
食べ過ぎには注意です

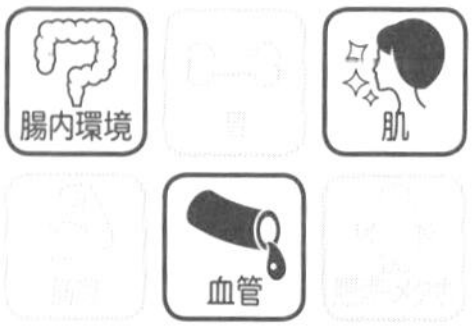

海藻

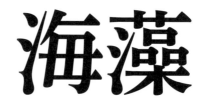

摂取目安　野菜のひとつとしてとる

造血のビタミン・葉酸が豊富なうえ、水溶性食物繊維のヌルヌルパワーで腸内の毒素を一掃！

"生活習慣病を防ぐ" 効果的な食べ方

其の一　汁物やサラダにちょい足し

小さな積み重ねで食物繊維不足を解消！

其の二　水にさらし過ぎない

水にさらすと葉酸など水溶性のビタミン、ミネラルが流出

其の三　食べ始めにとる

血糖値の上昇を緩やかに

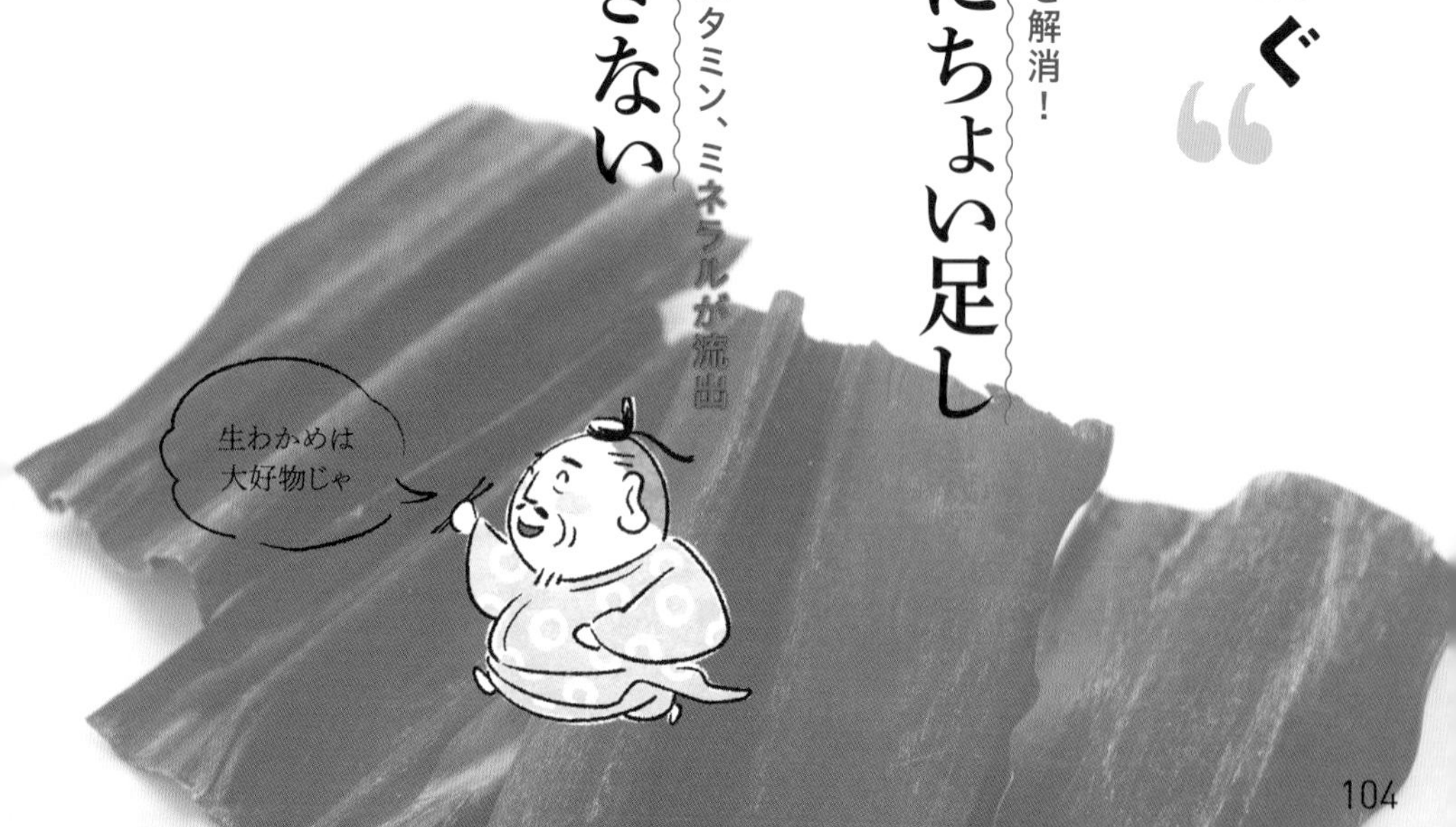

効果最大

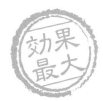

海藻ランキング

栄養のプロが大判定！

食物繊維に加え、ビタミン、ミネラルなど栄養補助にぴったりの低カロリー食材です。日常食にプラスする手軽さや、有効成分で格づけしました。

1 のり

調理不要なので、常備して何にでもかけたい、葉酸たっぷりの栄養食材。グルタミン酸のうまみ成分は減塩にも効果的。

2 わかめ

ぬめり成分は水溶性食物繊維。コレステロールや脂肪を体外に排出する作用で、免疫機能の向上に有効。

3 ひじき

カルシウムやマグネシウムなどのミネラルが豊富。特にカルシウムは牛乳の約9倍で海藻類の中でも最多！

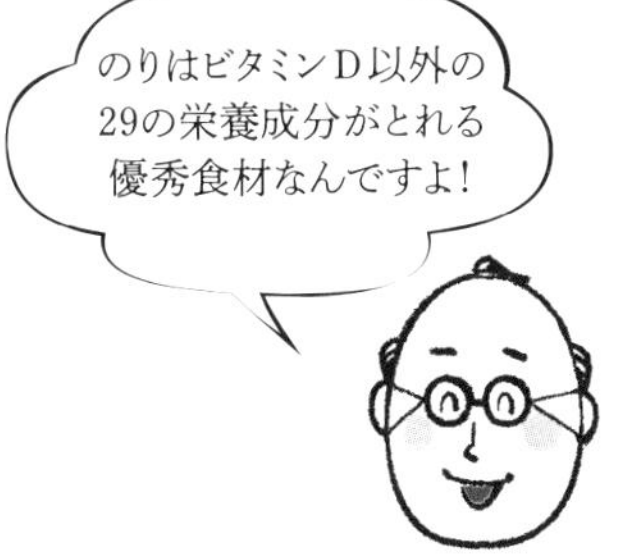
のりはビタミンD以外の
29の栄養成分がとれる
優秀食材なんですよ！

参考資料

のり全型２枚

でこれだけの栄養がとれる！

冷や奴、白飯、みそ汁……常備して、ちょい足しが栄養不足を防ぐ秘訣です。ちなみに、味つけのりは焼きのりに比べると塩分量が約3倍！　足すなら焼きのりがおすすめです。

□ 焼きのり全型2枚（6g）でとれる主な栄養の1日当たりの必要量に対する割合

ビタミンB_{12}	146%
葉酸	48%
ビタミンA	15%
食物繊維	10%

＊『日本人の食事摂取基準2020版』男性（50～64歳）をもとに算出

□ 主な栄養成分（全型2枚〈6g〉当たり）

エネルギー	11kcal	ビタミンB_{12}	3.5μg
脂質	0.2g	葉酸	114μg
たんぱく質	2.5g	ビタミンC	13mg
食物繊維	2.2g	カリウム	144mg
糖質	0.5g	カルシウム	17mg
ビタミンA	138μgRAE	ヨウ素	126μg
ビタミンK	23.4μg	食塩相当量	0.1g

海藻はビタミン&ミネラルの宝庫 ちょい足しに重宝するお助け食材

❖不足しがちな葉酸がたっぷりとれる

日々の食事で海藻を食べてほしい理由のひとつは、**葉酸（※1）が多く含まれている**からです。葉酸は赤血球をつくるビタミンB群の一種。さらに最近の研究では、動脈硬化や認知症、骨粗鬆症の予防にも関与すると報告されており、高齢化時代の救世主となる期待が持てます（※2）。

緑黄色野菜にも多く含まれる葉酸ですが、水溶性で流出しやすく、吸収率も低めなので、野菜だけでは不足しがちです。低カロリー&低糖質の海藻を積極的に食べて、葉酸を補うといいでしょう。

格づけトップの**のりは、葉酸の含有量が圧倒的に多い**。焼きのりとカットわかめで比較すると、その差は100倍以上（※3）です。

※1
発育と造血のビタミン葉酸
ビタミンB群のひとつでビタミンB_9に当たります。ビタミンB_{12}と共に、たんぱく質や細胞新生のカギをにぎる核酸（DNA、RNA）をつくるうえで、重要な役割を担っています。不足して核酸の合成がきちんとできなくなると、赤血球にも異常が起こり、巨赤芽球性貧血を発症することがあります。

※2
葉酸が中高年を救う
葉酸には、多過ぎると体によくないホモシステインというアミノ酸を減らす働きがあると考えられ、現在も研究が進んでいます。血液中のホモシステインが過剰になると、脳や骨、血管で活性酸素を発生させて、脳の萎縮や骨粗鬆症、動脈硬化の原因になるといわれています。葉酸は、菜の花、枝豆、ほうれん草、春菊、ブ

❖のりは手軽にとれるスーパーフード

のりは葉酸のほか、ビタミンD以外の栄養成分がすべて含まれていま す。このような食品はほかに例がなく、まさにスーパーフードです。そのまま食べられるので栄養成分を丸ごととれて、料理に〝ちょい足し〟もできる優れ物。1日に10×10㎝程度（全型サイズの焼きのり約1／4枚）を目安に食べると、野菜だけでは不足しがちなビタミンやミネラルを補給できます。

もし牛丼店の朝定食で追加するなら、サラダもよいですが、のりもおすすめします。のりは、刻んでかけたり巻いて食べてもよし。おやつ代わりにのり、なんていうのも健康的です。

また、**のりからは抗酸化ビタミンのβ-カロテンに加え、ビタミンB_{12}を摂取**することもできます（※4）。ビタミンB_{12}は葉酸と共に血液をつくるために働く栄養素。のりは海藻の中で例外的に含有量が多く、全型1枚を食べれば、1日の必要量の7割が補えます。

ロッコリー、ライチ、アボカドなどにも含まれています。

※3
100g中の葉酸の含有量は、焼きのりが1900㎍、カットわかめは18㎍。

※4
葉酸と協力し合うビタミンB_{12}
体内では、葉酸と同じ回路で働き、細胞の核酸（DNA、RNA）合成の補酵素となります。不足すれば葉酸同様、貧血の原因に。また動脈硬化の一因となる物質・ホモシステインの代謝を促し、予防に貢献しています。脳や末梢神経を正常に働かせる作用も見逃せません。ビタミンB_{12}欠乏症では、物忘れ、手足のしびれや痛みが現れます。レバー、牛肉、アサリ、牡蠣、サンマなど動物性食品に多く含まれます。

❖乾燥わかめは汁物に直接入れる

汁物にはわかめを加えるとよいでしょう。塩蔵わかめは塩分が多いので、カットわかめがおすすめ。みそ汁やスープはもちろん、カップ麺にそのまま加えればＯＫなので、手軽に食物繊維やビタミンを補えます。サラダにプラスするのもおすすめ。乾物の状態で野菜といっしょにあえ、野菜の水分でしんなりさせれば、カリウムやカルシウムなどのミネラル成分が流出する心配はありません。ぜひ常備しておきましょう。

❖整腸作用やコレステロール抑制作用も

もうひとつ、海藻をおすすめしたい理由は、**食物繊維の補給源にもなる**からです。きのこと同様に、淡色野菜のひとつと考えるようにしてください。

一度に多くの量はとれませんが、**昆布、わかめ、もずくからは、アルギン酸、フコイダンなどの水溶性食物繊維が補えます**（※5）。アルギン

※5
海藻類の食物繊維 アルギン酸、フコイダン
アルギン酸とフコイダンは、昆布やわかめ、もずくなどの、海藻に含まれるぬめり成分で、水溶性食物繊維。腸内で糖の吸収を緩やかにしたり、コレステロール低下に作用します。フコイダンは腸内のリンパ組織から取り込まれ、免疫細胞を活性化するとの報告がされています。免疫が関わるアレルギー症状の緩和や、発がん抑制に関する論文も発表され、健康効果に期待が高まっています。

酸には整腸作用やコレステロール抑制作用が認められており、特定保健用食品の飲料にも配合されるほどです。

フコイダンは胃壁にピロリ菌がつくのを防ぐ、ピロリ菌抑制作用が報告されています。もずくは、特にフコイダンを多く含むので、胃腸の掃除にもずく酢を1パック。コンビニでも手軽に買えるのでおすすめです。

野菜を最初に食べる〝ベジファースト〟のように、**食事の最初にとることで血糖値の急な上昇も抑えられます**。

❖抗酸化力を強化するビタミンもとれる

また、アラメ、昆布、わかめ、ひじきなどの海藻に含まれているカロテノイドのひとつに数えられる**フコキサンチンは、抗酸化力を補えます。発がん予防、肥満予防に加えて糖尿病予防への効果も**研究されている成分です。

脂溶性の成分なので、油といっしょに炒めたメニューや、サラダに加えてオイル系のドレッシングをかけると、効率よく吸収されます。

ひじきは炊き込みごはんで

ひじきは海藻類の中でも、カルシウム、クロム、マグネシウムなどミネラルが豊富。煮物は栄養が煮汁に溶け出してしまうので、炊き込みごはんがおすすめです。

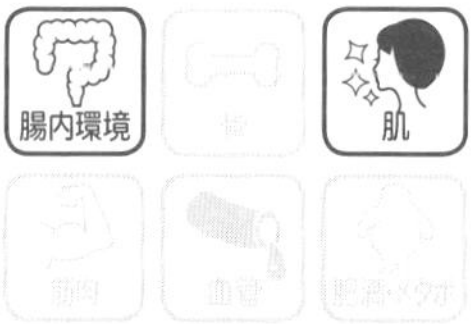

くだもの

摂取目安 200g／日

抗酸化作用に有効なビタミンA・C・Eを含むものが多く、多彩なファイトケミカルも加わって、体内の活性酸素を強力に除去する。

"体を錆びさせない" 効果的な食べ方

其の一 皮ごと食べる

栄養は皮や皮の近くに詰まっている！

其の二 りんごは食前、いちごは食後に食べる

豊富な食物繊維が腸内で作用

キシリトールが虫歯予防をサポート！

其の三 ジュースは避ける

本来の栄養は損なわれ、成分はほぼ糖質だけ！

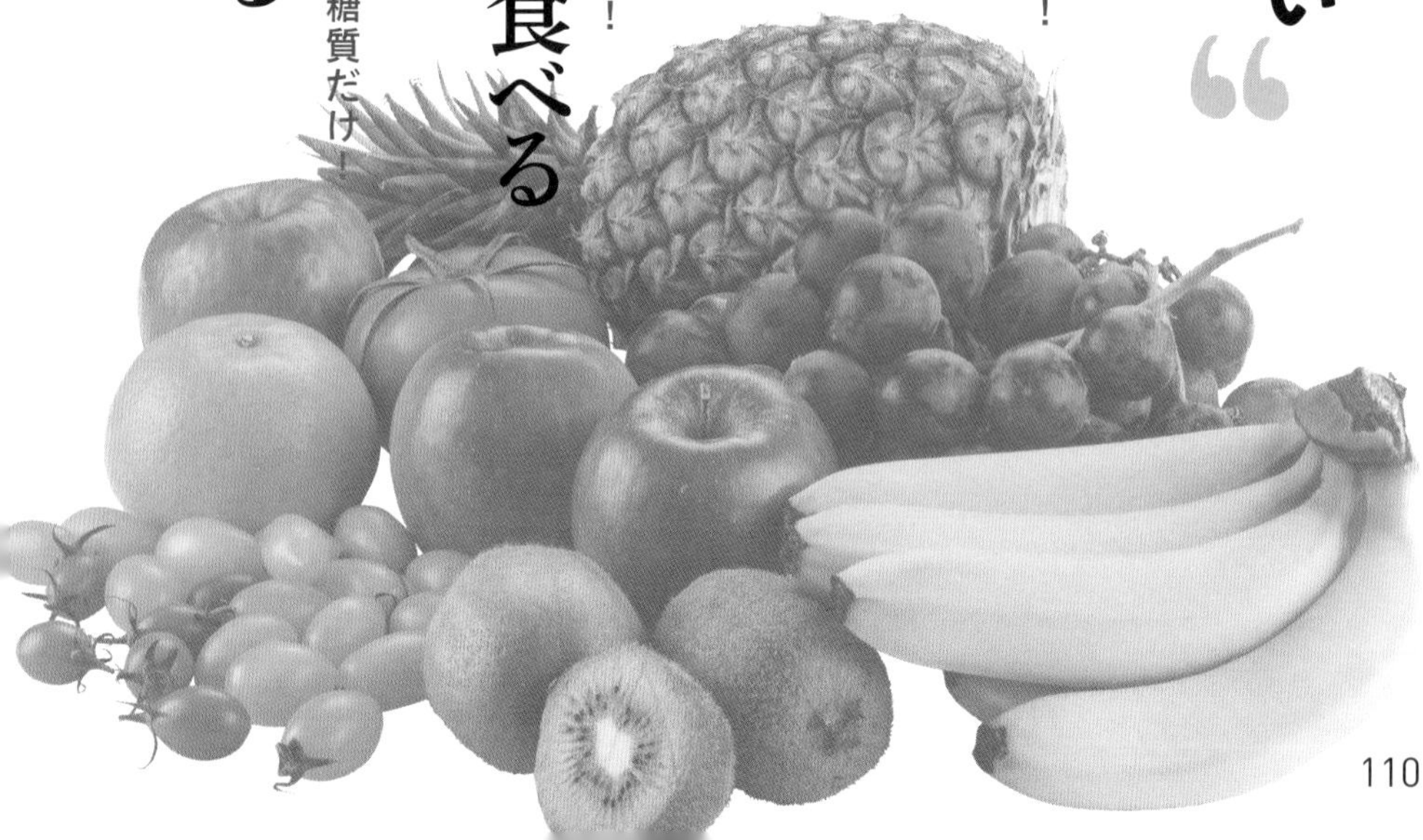

効果最大

くだものランキング

栄養のプロが大判定！

加齢と共に低下する抗酸化力は、毎日のくだもので補いたいもの。
手軽さと、有効成分でおすすめ順を判定しました。

1 キウイ

抗酸化ビタミンのビタミンC・Eが一度にとれる！　特に黄肉種はビタミンCが豊富で、レモンの1.4倍の量。

2 バナナ

腸内で善玉菌のエサになるオリゴ糖を含む。吸収されやすい糖質なので、朝食や運動時のエネルギー補給にぴったり。

3 りんご

水溶性食物繊維のペクチンが便秘改善に働く。皮にあるポリフェノールが、強い抗酸化力でさまざまな老化現象を防ぐ。

4 みかん

冬のビタミンC補給源。薄皮や果皮には毛細血管を強化し、血圧の上昇を抑えるヘスペリジンを含む。

5 いちご

ビタミンC量はくだものの中でもトップを争うほど。血管強化や動脈硬化予防に効果的なアントシアニンにも注目！

参考資料

アボカドは生活習慣病予防にいい注目フルーツ

クリーミーな味わいで、ふだんの食卓でも親しまれるようになったアボカド。ビタミンB群のひとつ・パントテン酸、抗酸化力を養うビタミンEなど、中高年の方におすすめの食材です。

□ アボカド1/2個（50g）でとれる主な栄養の1日当たりの必要量に対する割合

ビタミンE	26%
葉酸	18%
パントテン酸	14%
食物繊維	13%

＊『日本人の食事摂取基準2020版』男性（50〜64歳）をもとに算出

□ 主な栄養成分（1/2個〈50g〉当たり）

エネルギー	94kcal	糖質	0.5g
脂質	9.4g	ビタミンE	1.8mg
リノール酸	1000mg	パントテン酸	0.83mg
α-リノレン酸	65mg	ビオチン	2.7μg
たんぱく質	1.3g	葉酸	42μg
食物繊維	2.7g	カリウム	360mg

キウイ、バナナ、りんごなどくだものはジュースより生で！

❖くだもののファイトケミカルが体の酸化を抑える

くだものを毎日食べることは、若々しく元気でいるための秘訣です。なぜなら、序章で述べた通り、ファイトケミカル（機能性成分）が含まれていて、老化の原因物質である活性酸素を抑えることができるからです。

抗酸化物質のファイトケミカルは、わかっているものだけで5000種類以上あるといわれています。代表的なファイトケミカルには、ポリフェノールやカロテノイドなどがあります。

毎日くだものを食べ、体内でつねにファイトケミカルが機能している状態にしておけば、活性酸素に負けず、若々しくいられます（※1）。

※1
くだもののファイトケミカル

・**アントシアニン**…血管強化、動脈硬化予防に。⇒ブドウ、ブルーベリー、りんご、いちご
・**β-クリプトキサンチン**…がん抑制効果、動脈硬化予防に働く。⇒みかん、柿
・**フィセチン**…脳細胞活性化、アルツハイマー病予防。⇒いちご
・**イノシトール**…脂肪肝を防ぐ。⇒スイカ、オレンジ、メロン
・**ヘスペリジン**…動脈硬化の予防やコレステロール値の低下、血圧の上昇を抑える作用がある。⇒みかんなどの柑橘類

❖くだものは皮ごと食べる

くだものは、野菜に比べて「生のまま」「皮ごと」食べやすいのが魅力。ファイトケミカルは色素や苦み・辛み成分なので、皮の部分にたっぷりついています。**抗酸化成分をとるためには、あらかじめよく洗い、皮ごと食べるように**しましょう。

格づけトップはキウイ。キウイの産地として知られるニュージーランドでは、皮ごと食べる人が多いそうです。表面の毛が気になるようなら、皮を洗う際に軽くこすって落としましょう。

バナナの皮はポリフェノールが含まれており、じつは食べられます。熟成が進んでシュガースポットと呼ばれる茶色い斑点ができ始めると、皮が薄くなり、ミキサーなどでジュースにすれば、食べやすくなります。

りんごにも、皮をはじめ皮と実の間、芯の周りにポリフェノールが多く含まれています。皮をむいてくし形にカットすると、これらをほとんど捨てていることに。**ファイトケミカルをたっぷりとるなら、皮つきの**

ジャムやドライフルーツもおすすめ

くだものに含まれるファイトケミカルは、熱に強く加熱しても栄養価は変わらないので、柑橘類の皮はジャムやピールに。ブドウやイチジク、プルーンなどはドライフルーツがおすすめ。梨や柿はミキサーで皮ごと攪拌し、スムージーとしていただけます。お試しあれ。

まま輪切りにして食べましょう。りんごは食物繊維が豊富なので腹持ちがよく、食前に食べると食べ過ぎを防げます。

みかんは外側の厚い皮、内側の白いスジ、果実を覆う袋の部分すべてに、ポリフェノールの一種・ヘスペリジンが豊富に含まれています。よく洗って外皮ごと食べても大丈夫。

実も種も丸ごと食べられる**いちごは、ファイトケミカルや栄養成分を効率よくとれます**。キシリトールが含まれているため、食後に食べると虫歯予防にもなります。

❖体に残りにくいビタミンCは毎日のくだものでとる

くだものは野菜に次ぐビタミンC補給源でもあります。ビタミンCは水溶性のビタミンのため流出しやすく、調理で損失しやすいので、野菜などは茹でるだけでも半減してしまいます。くだものなら丸ごと、生のまま食べられるので、ビタミンCを無駄なくとれます（※2）。

喫煙する方や、たくさんお酒を飲む方は、特にビタミンCの消費量が

※2
生のくだものを丸ごと食べる習慣を
抗酸化力が高く、コラーゲンの合成に貢献。抗ストレス作用や、免疫活性、肌のシミのもと・メラニン色素の排出を促すなど、大活躍のビタミンC。体内で合成できないうえ、水溶性ですぐ排泄されてしまうため、毎日100㎎を補う必要があります。それにはおやつやデザートにくだものをいただくのが早道。アセロラ、グァバ、ゆず、キウイ、レモン、柿、マンゴー、アケビ、いちご、オレンジなどが、ビタミンC豊富なくだものの上位に並びます。

※3
喫煙者は非喫煙者に比べて、1日当たり約35㎎ビタミンCの代謝量が多いというデータが報告されています。また、

多いので（※3）、フルーツをしっかりとるようにしてください。少なくとも1日1回は食べましょう。

❖フルーツジュースより生のくだものがよい

ファイトケミカルの恩恵を受けるには、**くだものは、必ずフレッシュなものを食べる**ようにします。逆に、できるだけとらないでほしいのは、フルーツジュースです。

ジュースのパッケージを見るとわかりますが、多くのフルーツジュースは濃縮還元という製法で作られ、その製造工程でファイトケミカルは失われてしまいます（※4）。さらに、ジュースの口当たりをよくするために、食物繊維も取り除かれています。ということは、本来とりたい栄養成分がほとんど含まれていないのです。それでいて、糖質はたっぷり含まれていますので、血糖値の上昇を招くだけなのです。

また、切られた状態で売られている**カットフルーツよりも、丸ごとのくだものをおすすめします**。

多量飲酒者（1日の純アルコール量60g以上）は、血中のビタミンC濃度が低いこともわかっています。

※4
濃縮還元製法では、くだものを加熱してペースト状にし、水で薄めるという工程を経るので、ビタミンやミネラル、ファイトケミカルが失われています。

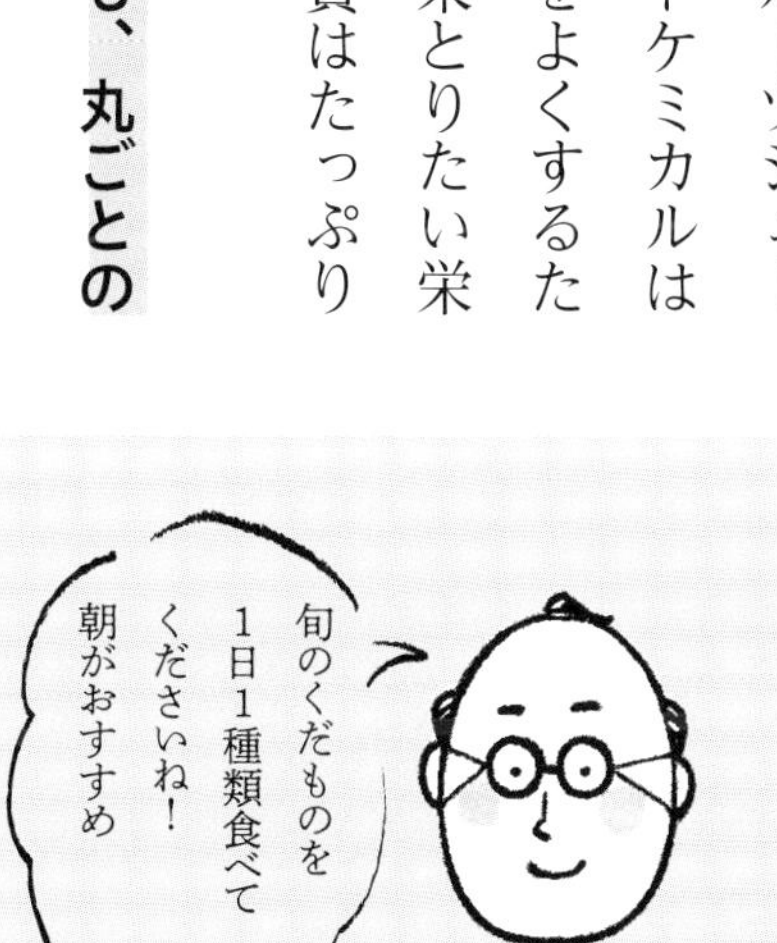
旬のくだものを1日1種類食べてくださいね!
朝がおすすめ

飲み物

腸内環境　肌　血管

摂取目安　1〜1.5ℓ/日

栄養、酸素の循環をはじめ、生命維持に欠かせない水分。積極的な補給を。

"循環のよい体をつくる" 賢いとり方

其の一
睡眠中の発汗で、体は渇いている
起き抜けに1杯の水を飲む

其の二
1日2〜3ℓの水分をとるための心がけ
午前中に多めにとる

其の三
カフェインは睡眠の妨げに
お茶やコーヒーは日中に飲む

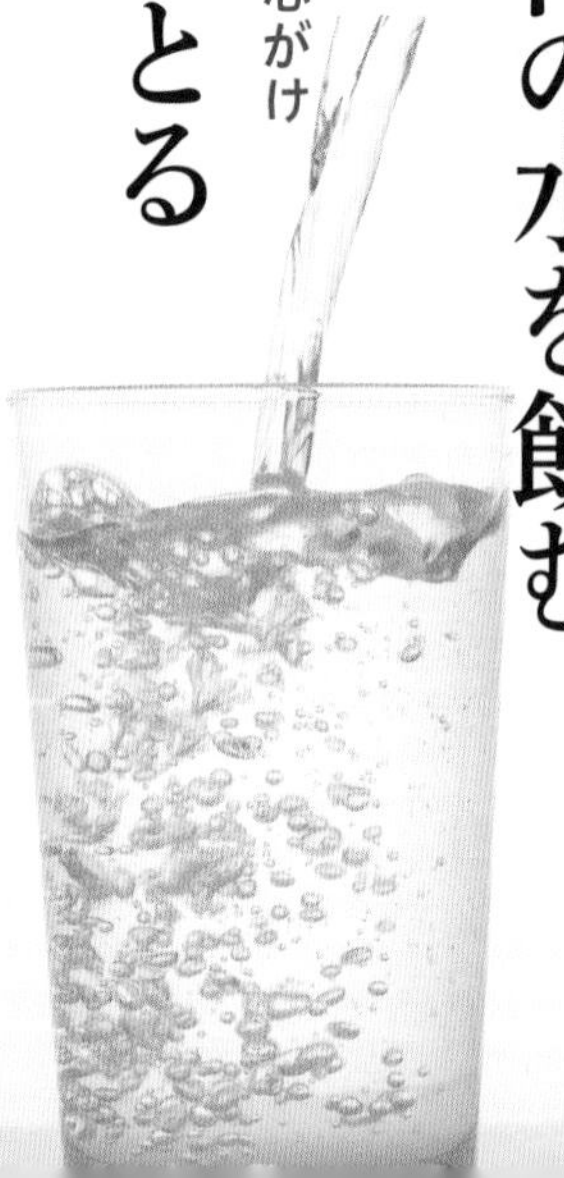

水分補給には水がいちばん午前中から意識して飲む

❖体の循環機能に欠かせない水の力

飲み物にはいろいろありますが、水分補給という目的を考えると、**最も効率よく体に吸収されるのは、水**です。水を飲むのが苦手でなければ、水分補給はなるべく水を飲むとよいでしょう。

人間の体の60％は水分でできています。水分は体液として体内を循環し、細胞に栄養や酸素を届ける働きをします。そして、尿を排泄することで、脳に老廃物がまわらないようにします。

また、つるんと出す快便のポイントは水分と油分ですから、**腸内環境を整えるにも水分は不可欠**なのです。

清涼飲料水、砂糖入り缶コーヒーはNGドリンク！
水分に溶けた糖質は腸からの吸収が速く、血糖値が急激に上がります。血中に余った糖は中性脂肪に変換されやすく、肥満の元凶に。清涼飲料水を飲む前に、ボトルの栄養成分表示で糖質を確認する習慣を。砂糖入り缶コーヒーやスポーツ飲料は想像以上に糖質がたっぷり。また原材料に「果糖ぶどう糖液糖」や「ぶどう糖果糖液糖」とあれば、でんぷんを原料とした甘味料が使われているという意味。やはり血糖値上昇を招きやすい成分です。

❖午前中は意識して水を飲む

夏になると毎年のように、高齢者が脱水症状で倒れるというニュースが聞かれます。いったいなぜ、高齢者は脱水症状になりやすいのか。それは、高齢になって感覚が鈍るため、喉の渇きに気づけなくなるからです。**こまめに水分をとらないので、知らぬ間に脱水状態が進んでいき、突然倒れてしまう**のです。

元気で長生きするためにも、**50代のうちから水分をとる癖をつけましょう。喉が渇いたと感じたとき、脱水症状はすでに始まっています。**渇きを感じる前に飲むという習慣が大切です。

まずは、起き抜けにコップ1杯の水を習慣化しましょう。眠っている間に体内の水分は失われています。渇きを感じていなくても水分補給をしっかり行いましょう。

飲料や食品中の水分も含めて、1日に2~3ℓの水分をとるようにしてください。日本人はみそ汁やごはんなど食事の水分量も多いので、**水**

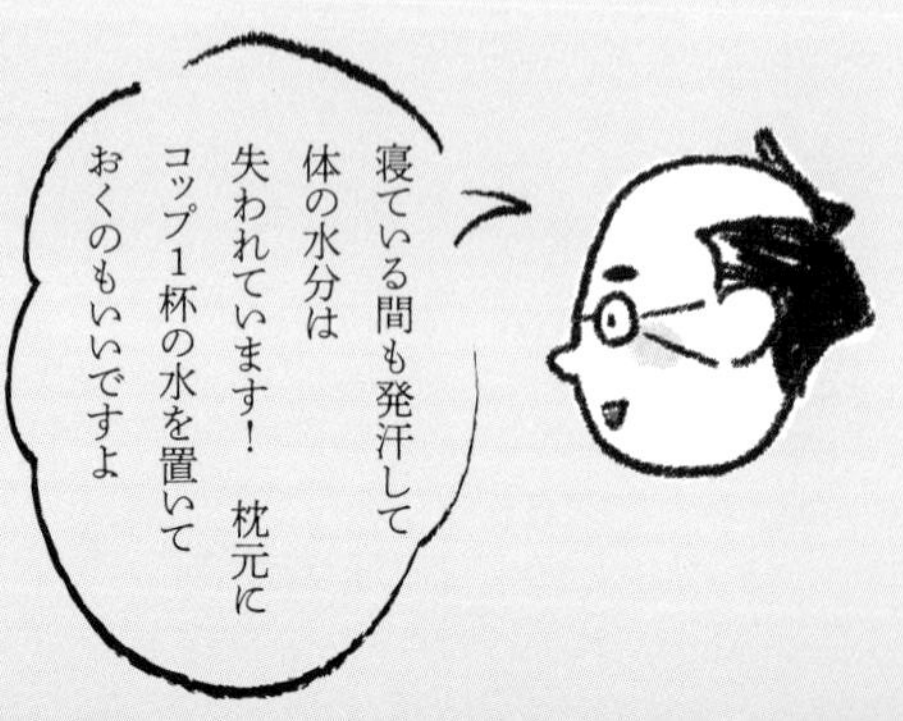
寝ている間も発汗して
体の水分は
失われています！　枕元に
コップ1杯の水を置いて
おくのもいいですよ

などの飲料でとる水分は1〜1・5ℓ程度を心がけましょう。コツは、**午前中に500㎖くらい飲んでおく**こと。早いうちに飲んでおけば、寝ている間の尿意に悩まされる心配もありません。

❖ふだんの水分補給には冷水より常温水

冷水と常温水、どちらがよいのでしょうか？

日常的な水分補給には、体への負担が少ない常温の水が安心です。夏の暑い時期や運動をして汗をかいたときは、体に速く吸収される冷水を飲むようにします。ただし、冷水は胃腸への刺激になりますので、飲み過ぎには注意しましょう。

一方、温かい水には体温を上げる効果がありますので、**起床後、白湯を飲むのはおすすめ**です（※1）。冷水や常温水に比べると体内への吸収はゆっくりになりますが、寝ている間の渇きを少しずつ潤しながら、体を覚醒させるのにも最適です。

※1
白湯の作り方
白湯は水を沸騰させて、50℃くらいまで冷ましたものです。温度が高過ぎても低過ぎても体への刺激となります。カップに触れたとき、少し熱めに感じるくらいを目安にしましょう。もちろん温度計を使用してもよいでしょう。

❖緑茶やコーヒーは日中に飲む

緑茶、紅茶、コーヒーには、栄養面では植物由来のファイトケミカル（機能性成分）が多く含まれています。緑茶の中でも抹茶は、茶葉の粉末を溶かして飲むため、茶葉の栄養素を丸ごととれます。

ただし、お茶やコーヒーにはカフェインが含まれているため、夜に飲むと睡眠の妨げになることもあります。一方、日中に飲むとリラックスをもたらしてくれたり、集中力を高めてくれたりします。水分補給のためというよりは、**気分転換に楽しむ**といいでしょう。

コーヒーや紅茶は、牛乳や豆乳と組み合わせれば、栄養補給にもなります。ただし、糖質のとり過ぎは気になりますから、できれば砂糖は加えずに。

水以外の飲み物で時間帯を問わずおすすめなのは、茶葉15g中カフェインが0・02gとほぼゼロに近いほうじ茶や、ノンカフェインのハーブティーです。

飲料でとれるファイトケミカル

緑茶
カテキン…渋み成分。強い抗酸化作用で、悪玉（LDL）コレステロールや体脂肪の減少、免疫機能の向上など生活習慣病予防に働く。カテキンは80℃以上で溶け出すので、高温の湯で淹れると、渋めのカテキン豊富なお茶に。

紅茶
テアフラビン…色素成分で、殺菌作用、抗酸化作用がある。カテキンも含む。

コーヒー
クロロゲン酸…苦み成分で、抗酸化作用がある。

ココア
カカオマスポリフェノール…強い抗酸化作用で、脂肪燃焼を助け、悪玉（LDL）コレステロールの酸化、動脈硬化を予防。

eiyo column

すぐに実践したい！

コンビニ食品を上手に使う方法

最近のコンビニエンスストアは、お総菜が充実し、食事のチョイスも自由自在。**コンビニ食材の長所のひとつは、ほとんどの商品に栄養成分表示**があることです。カロリー、ナトリウム量、たんぱく質量などが表示されているので、ぜひ参考にしましょう。

コンビニで1食をまかなう際も、ふだんの食事同様、バランスを取ることを考えます。まずは、食べたいものを選ぶ。「ファーストチョイスはオール○K」です。**食べたいものを我慢するのではなく、足りないものを足していくという考え方**。たとえば、おにぎり2個を選んだ場合は、炭水化物は足りていて、たんぱく質と野菜が不足しているので、枝豆を追加するなど、プラスする食材は、不足する栄養素を補えるものを選びます。ただし、カロリーや糖質、塩分が過剰になる場合は、食べる量や、前後の食事で調整します。

避けたいのは、「同じ素材や同じ栄養素をいっしょに選ぶ、ON&ON」。たとえば、から揚げ弁当を買ったのに、レジ横の揚げ物を追加すること。特にオイリーなものや炭水化物（ごはん、パン、麺類、菓子類など）は、ひとつに留めるのが原則です。甘い飲料には糖質が多いことを忘れずに、お茶や水をチョイスするのが無難です。

たんぱく質を補う食品

たんぱく質を多く含むのは、卵、肉、魚、牛乳です。これらで、たとえば茹で卵など、あまり加工されていない、素材に近いものを探すとよいでしょう。

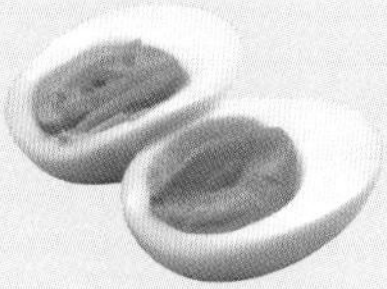

茹で卵

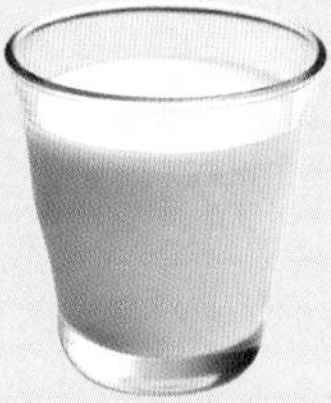

牛乳、ヨーグルト

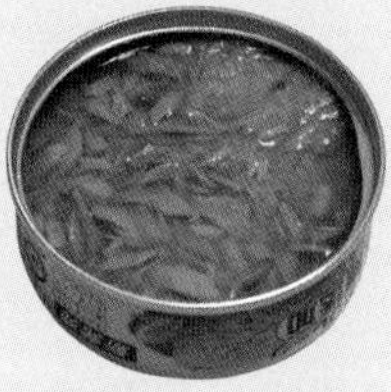

ツナ缶、サバ缶

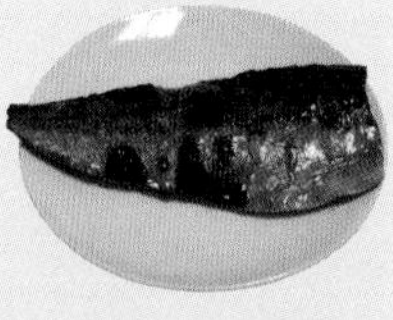

焼き魚、煮魚

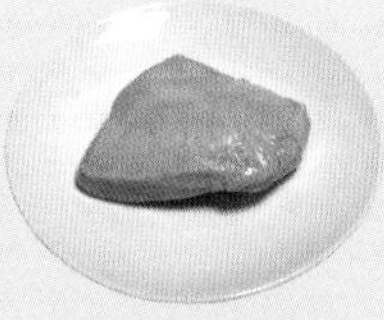

サラダチキン

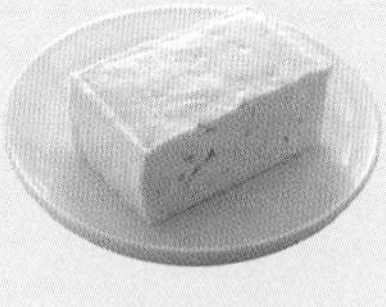

豆腐、納豆

かん違い注意!

ハム、ソーセージ、かまぼこ、ちくわなどは、たんぱく質が含まれているものの、含有量は多くないので、それだけで1食分は補えません。だからといって量を食べると塩分のとり過ぎになります。

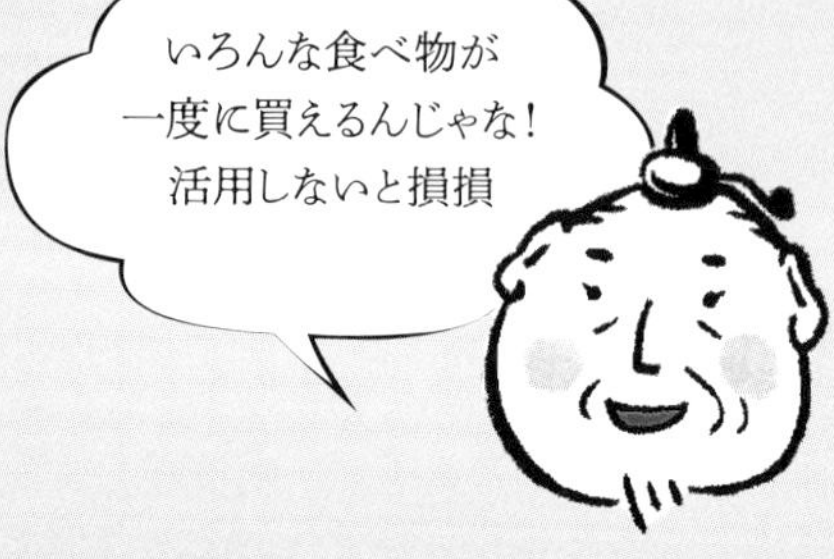
いろんな食べ物が
一度に買えるんじゃな!
活用しないと損損

コンビニで
選ぶ

ビタミン・食物繊維を補う食品

ビタミンA・C・E、食物繊維を豊富に含むのは、野菜、くだもの、海藻類、豆類。最近はサラダだけでなく、小さな総菜類も豊富なので、いろいろなコーナーを見てみましょう。

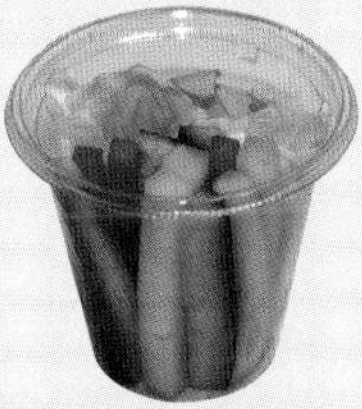

野菜サラダ、
野菜スティック

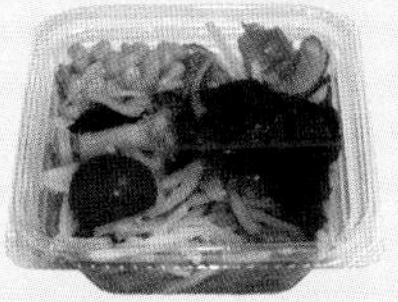

海藻サラダ

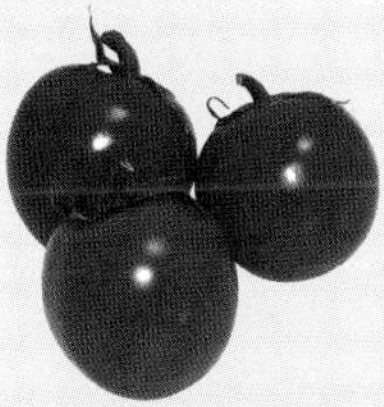

ミニトマト

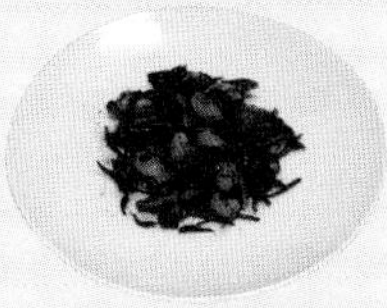

青菜のごまあえ、
ひじきの煮物
などの総菜

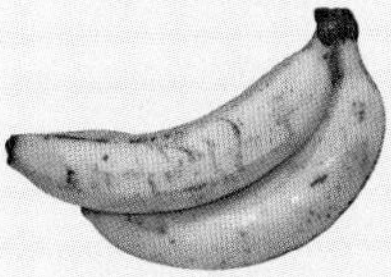

バナナ

かん違い注意!

ポテトサラダ、かぼちゃサラダ、コーンサラダ、マカロニサラダは、サラダといっても栄養的には炭水化物がメイン。野菜の補給に選ぶのは間違いです。

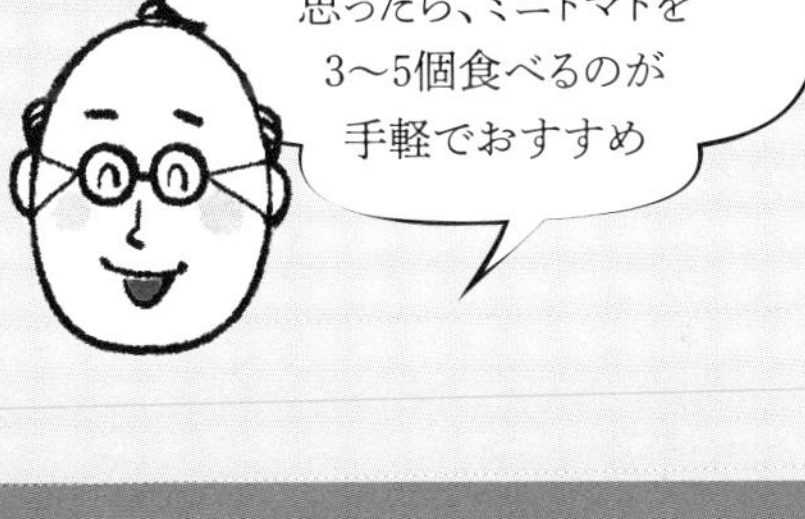
野菜が足りないな、と
思ったら、ミニトマトを
3〜5個食べるのが
手軽でおすすめ

肌
肥満・メタボ

アルコール

摂取目安 純アルコール量で20g／日

高血圧やがんなどの病気のリスクを上げないお酒を適量で、生活習慣病の予防に！

賢い飲み方

“リスクを上げずに楽しむ”

其の一
血糖値の急上昇や体への負担を減らす

水を欠かさない

其の二
糖質の多い酒は肥満、メタボのもと

低糖質のお酒を選ぶ

其の三
アルコール対策の秘策！

最初に揚げ物を食べる

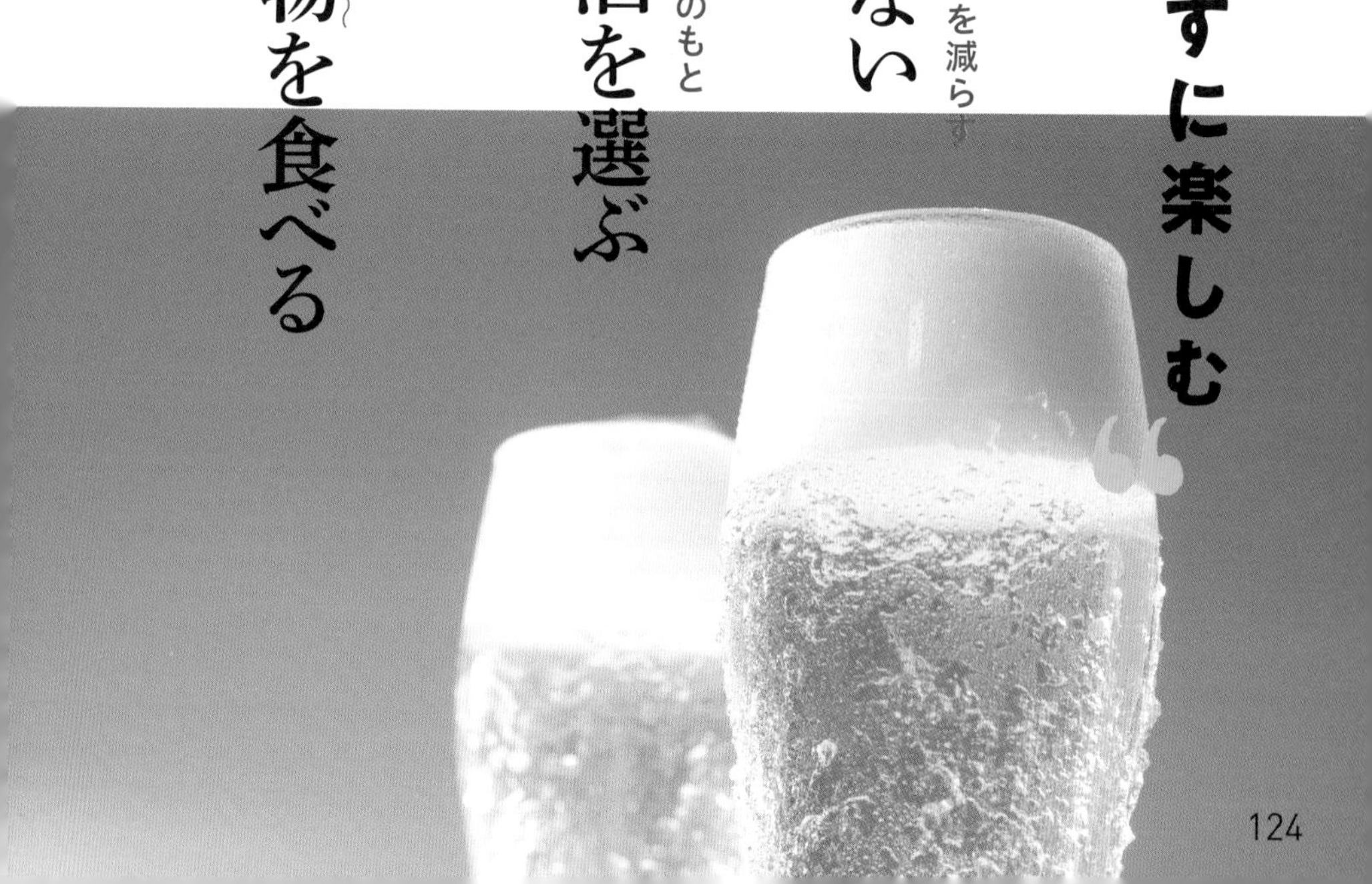

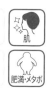

効果最大

アルコールランキング

栄養のプロが大判定！

自分の体質に合わせて正しい飲み方ができれば、酒は百薬の長。
病気や肥満リスクの低さ、健康効果を加味して格づけしました。

1 赤ワイン

ブドウを醸造した酒。タンニン、アントシアニンなど複数のポリフェノールが抗酸化力を発揮する。動脈硬化予防にも。

2 焼酎、 ウイスキー

穀類等を原料にした蒸留酒。蒸留されているので糖質はゼロ！ アルコール度数を下げる、水割りやハイボールで。

3 白ワイン

健康効果で知られる地中海式食事法（※）に入っている。ポリフェノールは少ないものの強い殺菌効果がある。

※地中海沿岸の伝統的な食生活にならった、植物性食品とオリーブオイルを中心にした食事法。

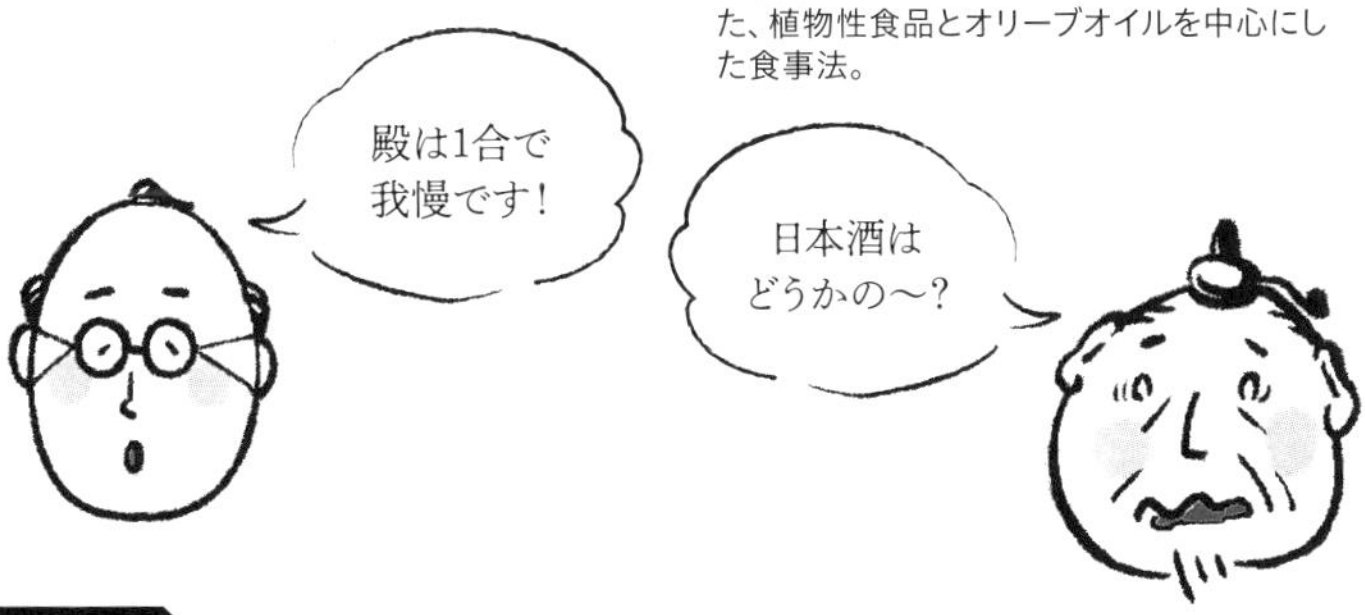

注目しよう！

蒸留酒と醸造酒

太りやすい酒はどれ？

原料や製造方法で炭水化物（糖質）量やエネルギーは変わります。自分の体の状態に合わせて種類と量を選ぶのがスマートな飲み方です。

□ アルコールの種類別 栄養比較一覧

	酒の種類	アルコール度数（%）	炭水化物（g）	エネルギー（kcal）
醸造酒	ビール 中ジョッキ（500㎖）	4.6	15.6	202
	赤ワイングラス 1杯（100㎖）	11.6	1.5	73
	白ワイングラス 1杯（100㎖）	11.4	2.0	73
	日本酒 1合（180㎖）	15.4	8.8	196
蒸留酒	焼酎 お湯割り（200㎖）＊	35.0	0	158
	ウイスキー 1杯（30㎖）	40.0	0	68
	ブランデー 1杯（30㎖）	40.0	0	68
	ジン 1杯（30㎖）	47.4	微量	80
	ウオッカ 1杯（30㎖）	40.4	微量	68

＊焼酎2：湯3の場合

飲むなら赤ワインか低糖質の蒸留酒

❖糖質の少ない蒸留酒がベター

健康も大事だけどお酒は飲みたい。

もちろん、適量であれば、ビールや日本酒も飲んで構いません。ただ、**アルコールに栄養素はなく、飲み過ぎは病気リスクを高めるだけ**と心に留めておきましょう（※1）。厚生労働省が定める、1日当たりの適正な**アルコール摂取量は、純アルコール換算（※2）で20gです。ビールでは中瓶1本、日本酒は1合、ワインならグラス2杯**です。

特にビールにはプリン体（※3）が多く含まれていますので、飲み過ぎると痛風になりやすいですし、日本酒は糖質が多いため血糖値が急激に上がりやすいです。だめとはいいませんが、適量を心がけてください。

※1
多量の飲酒が招く病気リスク
多量の飲酒ですべてのがんのリスクが上がると報告されています。1日当たりの平均アルコール摂取量が、純アルコール換算で23g未満の人に比べて、46g以上の人で約40%、69g以上で約60%リスクが上がるという研究結果が。特に肝臓がん、食道がん、大腸がんとの関連性が強いとされています。また、高血圧や脳卒中などのリスクも高まります。

※2
純アルコール換算
アルコール度数5%のお酒と、度数40%のお酒では、同じコップ1杯でも摂取するアルコール量は異なります。そこで、お酒に含まれる純粋なアルコール量を計算したものが純アルコール量。算出法は以下。お酒の量（㎖）×（アルコール度数／100）×0・8（アルコールの比重）＝純アルコお酒は、製造方法の違いから、醸造酒と蒸留酒に分けられます。**糖質が多い醸造酒と違い、蒸留酒は糖質がゼロ**なので、肥満やメタボが気になる方には焼酎やウイスキーなどの蒸留酒がおすすめです（※4）。

❖酒は水とセットが基本

飲み方のコツは、**お酒を水やお湯、炭酸水などで割って飲むこと。血中アルコール濃度の急激な上昇を抑えられます。**

お酒はストレートで、という方は、合間に水を飲むようにしてもいいでしょう。お酒を飲み終わってからではなく、こまめに飲むのがポイントです。血中アルコール濃度が薄まり、体への負担を減らせます。

❖健康効果のあるお酒は赤ワイン

ワインは醸造酒でありながら、ビールや日本酒に比べると糖質が少ないお酒です。カリウムが多いため、余分なナトリウムを体内から排出し、血圧を下げる効果も期待できます。

ール量（g）。

※3
プリン体とは？
プリン体は、あらゆる生物の細胞の中に含まれている物質で、人間の体内でも合成されています。生命活動の維持に重要な働きをする「核酸」と呼ばれる物質の主な成分です。プリン体そのものは悪いものではありませんが、増え過ぎると痛風や高尿酸血症の原因に。

※4
醸造酒と蒸留酒の違いとは？
醸造酒は穀物や果実を酵母によってアルコール発酵させたもの。日本酒、ワイン、ビール、紹興酒などが該当します。蒸留酒は醸造酒を加熱し、その蒸気を液体に戻した＝蒸留したお酒で焼酎、ウイスキー、ブランデー、ウオッカ、ジン、テキーラなど。蒸留酒は糖質がゼロまたは微量ですが、カさらにワインには、風味の特徴でもある酒石酸や乳酸といった「酸」が含まれています。これらには腸内で悪玉菌を減らし、善玉菌の働きを活性化させて、腸内環境を改善する作用があります。

ワインの中でもとりわけ**健康効果が高いのは、格づけトップの赤ワイン**。糖質量はビールや日本酒の半分以下で、なんといっても**活性酸素を取り除く抗酸化物質のポリフェノールが豊富**に含まれています。ポリフェノールはブドウの皮の色素成分ですから、皮が取り除かれている白やロゼよりも、赤ワインのほうが断然健康的なのです。ワインの1人当たりの消費量が多いフランスでは、脂質の多い食生活にもかかわらず、ほかの西欧諸国に比べて心臓病による死亡率が低いという研究報告もあります。これは赤ワインの中に含まれるポリフェノールによるものであろうと推測されています（※5）。

ちなみに糖質量も白より赤のほうが少ないです。

ロリーはどちらもそれなりにあります。アルコールは肝臓ですぐ代謝され、熱として放散されるため、太りにくいとされますが油断は禁物！

※5
フレンチパラドックス
1992年に、フランスの学者S・レヌーが「疫学調査によると乳脂肪消費量が多いと心臓病死亡率が高くなるが、フランスでは消費量が多いのに死亡率が低い。その理由は赤ワインの消費量が多いから」との学術論文を発表。

日本酒の残り、酒粕には栄養がいっぱい
米を麹で発酵させ、清酒を絞りとった残りが酒粕で、清酒より栄養豊富。アミラーゼ、ペプシンなど有用な酵素が含まれるほか、米の発酵過程ではエネルギー代謝を助けるビタミンB群、必須アミノ酸、腸内で善玉菌のエサになるオリゴ糖など、さまざまな有効

❖揚げ物を最初に食べれば、アルコールは吸収されにくい

お酒が進む前に食べておくといいのは揚げ物（脂質）です。**揚げ物に含まれる油が、胃や小腸でのアルコールの吸収を緩やかにし、血中アルコール濃度が急激に上昇することを抑制します**。

また、胃の中での滞在時間も長いので、その他の食べ物の消化吸収を遅らせる働きもあります。食べる目安は唐揚げ1～2個程度。サラダのドレッシングやマヨネーズ、カルパッチョのオリーブオイルなどでも、同じような効果が期待できます。

野菜サラダや枝豆（※6）、海藻など、食物繊維もアルコールの吸収を抑えてくれます。枝豆にはアルコールの分解を助けるメチオニンという成分も含まれているので、肝臓保護のためにもおすすめのつまみです。

居酒屋に向かう道すがら、おつまみ昆布を食べながら、なんていうのもアリですね。

成分が生まれます。中でもレジスタントプロテインというたんぱく質は、消化されにくい分、腸内で余分なコレステロールを吸着し、排出を促します。粕漬けや粕汁など、酒粕を使ったメニューは意外と豊富です。

※6
大豆の改良種、枝豆は栄養豊富
定番おつまみの枝豆は、現在は枝豆の品種で作られていますが、もともとは未成熟の大豆を収穫したものでした。そのため大豆同様、たんぱく質やカルシウム、食物繊維、カリウムが豊富なうえ、ビタミンA・Cといった大豆にほとんど含まれない栄養素もとれます。アルコールの分解を促すメチオニン、大豆イソフラボンや大豆サポニンなどのファイトケミカル（機能性成分）も含んでいます。植物性たんぱく質源のひとつとして、取り入れるといいでしょう。

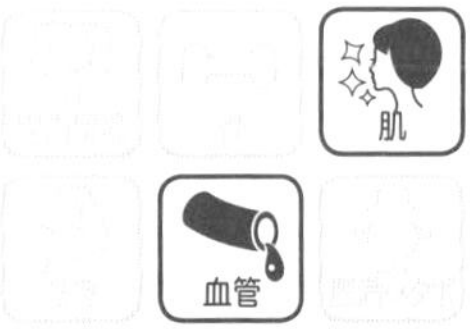

油脂

摂取目安 大さじ1〜2/日

植物油に含まれるα-リノレン酸やオレイン酸は悪玉（LDL）コレステロールを除去して、血管の老化を予防する。

血管の老化を防ぐ 効果的な食べ方

其の一

不飽和脂肪酸はよく、飽和脂肪酸は悪い

よい油・悪い油を見分ける

其の二

酸化した油は体を錆びつかせる

古い油はNG

其の三

よい油にも加熱すると酸化するものがある

加熱・非加熱を使い分ける

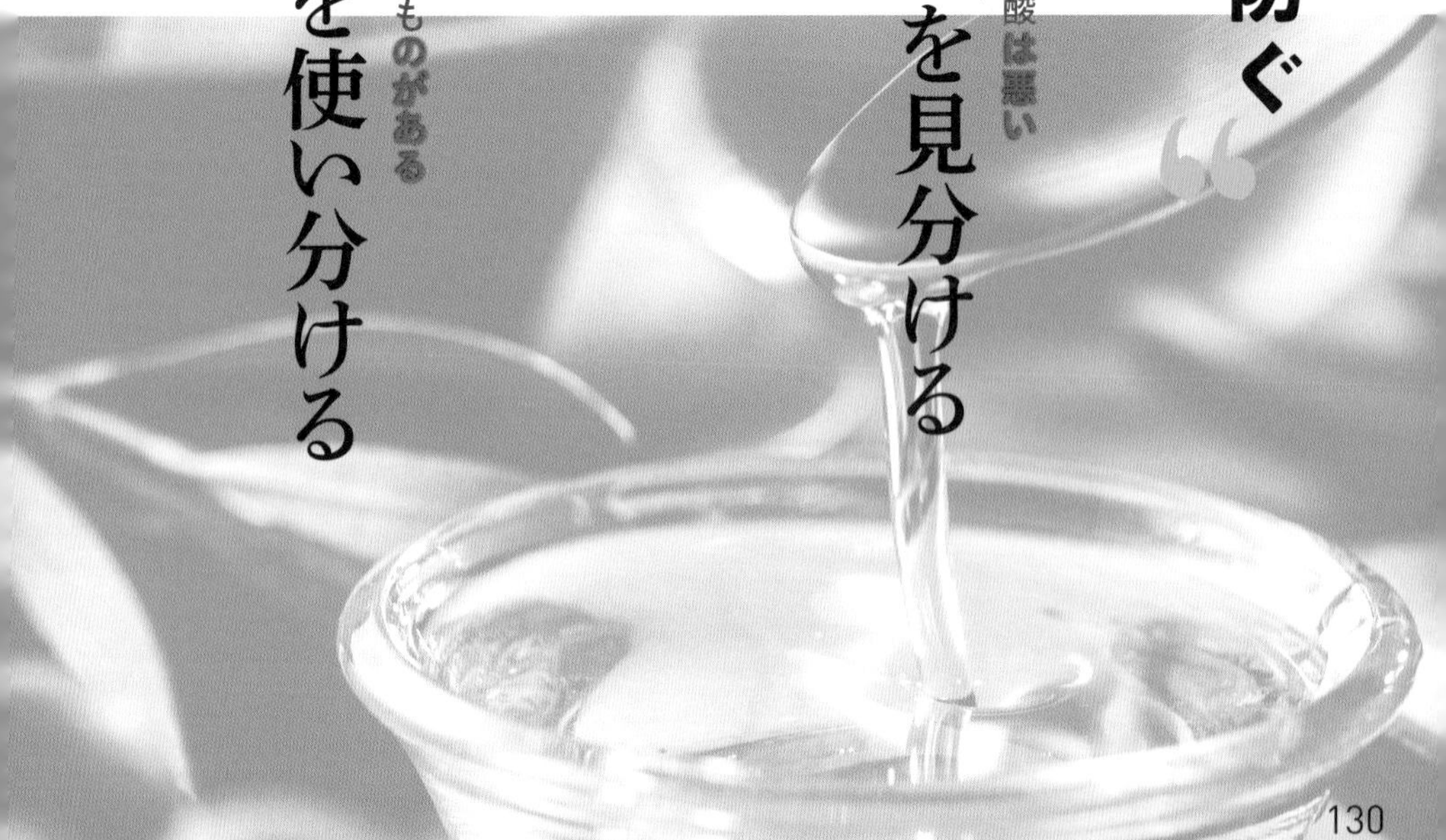

効果最大

油脂ランキング

栄養のプロが大判定！

「油＝避ける」は過去の話です。よい油は健康効果抜群！　生活習慣病予防にイチオシの油脂、病気リスクを高める油脂を選別しました。

1 亜麻仁油、 えごま油

どちらもα-リノレン酸が豊富。血中の悪玉（LDL）コレステロールを減らすなど、健康効果の高さが注目されている。

2 オリーブオイル

オリーブの実から取れる油。豊富なオレイン酸が、悪玉（LDL）コレステロールを減らし、血糖値や血圧の上昇を抑える。

3 ごま油

ごまの種子が原料。ビタミンEやセサモールなどの抗酸化成分の力で酸化しにくく、リノール酸、オレイン酸が豊富。

ワースト1 牛脂

牛の脂肪から取った油脂。動物性油脂の中でも飽和脂肪酸が多く、心筋梗塞や肥満のリスクを高める。

ワースト2 マーガリン

植物性油脂を主原料にした加工油脂。動脈硬化のリスクを高めるトランス脂肪酸が含まれるので、とり過ぎに注意！

注目しよう！

よい油は不飽和脂肪酸が豊富

悪玉（LDL）コレステロールを減らし、血管疾患を予防する効果があります。
血管の強化が望まれる50代は特に、体内でつくられない多価不飽和脂肪酸を積極的にとりましょう。

□ 不飽和脂肪酸は2種類に分けられる

不飽和脂肪酸

- 多価不飽和脂肪酸　＊体内でつくられない
  - n-3系　EPA、DHAなど。血液をサラサラにする働き。●亜麻仁油、えごま油、魚油
  - n-6系　リノール酸など。コレステロール値を下げる。●ごま油、ひまわり油、コーン油
- 一価不飽和脂肪酸　＊体内でつくられる
  - n-9系　オレイン酸など。悪玉（LDL）コレステロールのみを減らす。●オリーブオイル、菜種油

質のよい油はしなやかな血管維持に役立つ

❖酸化した油はとらない

油（脂質）に対して、体に悪いという印象を持っている方は多いかもしれませんが、油は健康に欠かせないものです。

油はコレステロールの生成に関わっています。コレステロールは生きていくうえで欠かせないもの。肌や筋肉、内臓などの細胞膜をつくります。女性ホルモンや男性ホルモンの原料にもなりますし、骨を形成するビタミンDの原料にもなります。いつまでも**若々しく丈夫な体をつくるには、適量の脂質は欠かせません。**

油をとるうえで最も大切なことは、**いい油をとること。健康には不飽和脂肪酸の油がよい**とされます。

油の多価不飽和脂肪酸成分比較
（小さじ1杯／4g当たり）

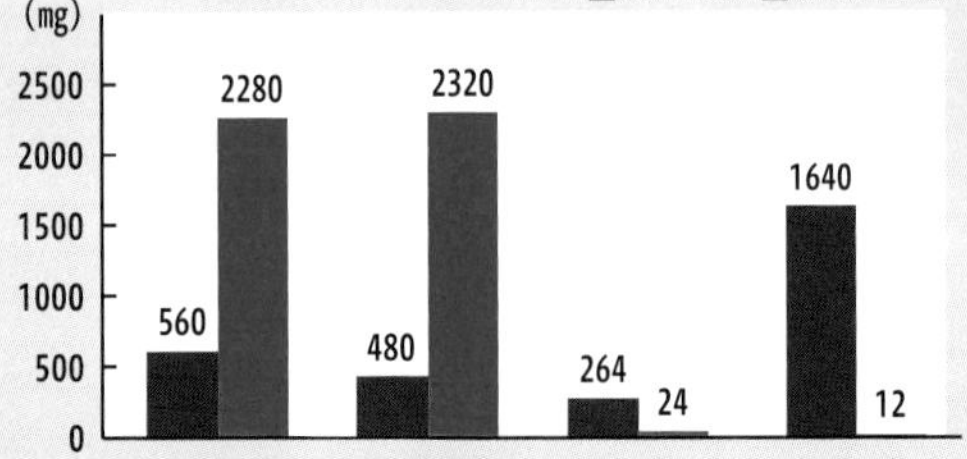

酸化した油をとらないことも大切です。空気に触れた油は、空気中の酸素や光、微生物などの影響を受け、においが変わったり、栄養価が損なわれるなど、少しずつ劣化していきます。酸化した油が体内に入ると血管にダメージを与え、心筋梗塞などの病気につながります。

油には、酸化しやすい油と酸化しにくい油があるので、油の種類によって使い方を選ぶとよいでしょう。

❖悪玉コレステロールの抑制には亜麻仁油とえごま油

最もおすすめしたい**亜麻仁油とえごま油には、不飽和脂肪酸に分類されるn-3系脂肪酸のα-リノレン酸が含まれます**（※1）。n-3系脂肪酸は熱に弱いため、サラダのドレッシングにしたり、みそ汁に少量加えるなど、でき上がった料理にかけて食べるとよいでしょう。

α-リノレン酸は、体内でEPAやDHAに変化します。EPAやDHAは赤身魚に豊富に含まれていますが、魚はあまり食べないという方は摂取の機会が限られてしまいます。

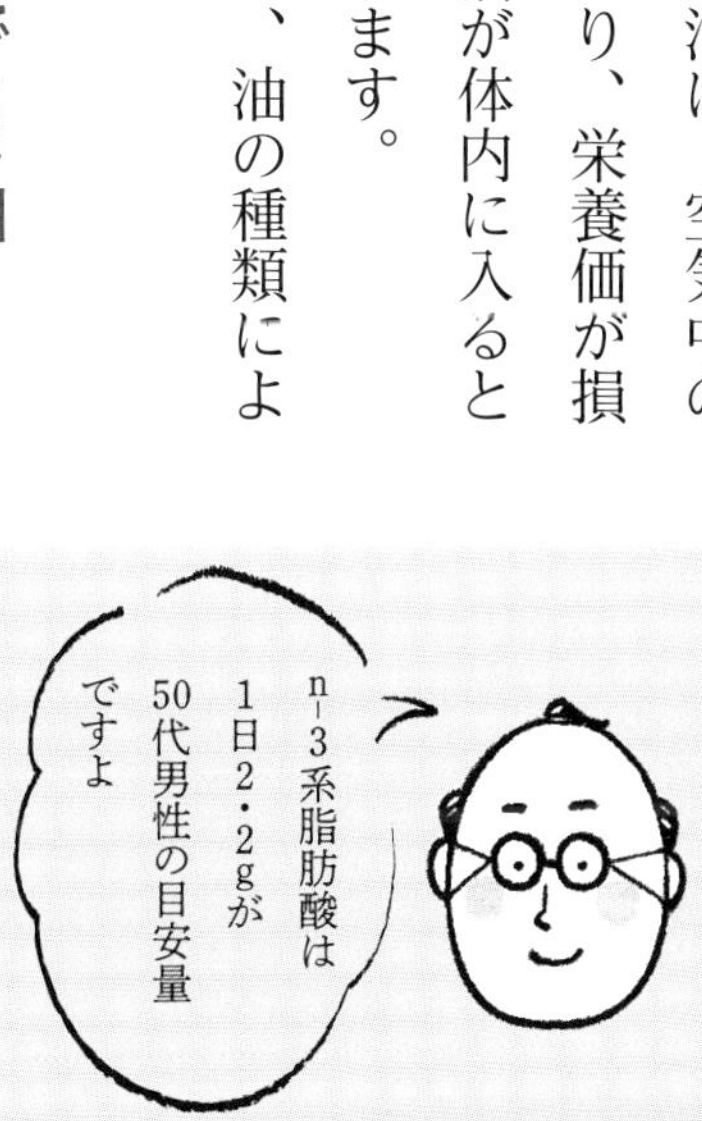
n-3系脂肪酸は
1日2・2gが
50代男性の目安量
ですよ

※1　亜麻仁油は亜麻の種子を、えごま油はしその変種えごまの種子を絞って作る油です。えごま油はしそ油ともいわれます。

魚が不足している方は、健康な血管維持、生活習慣病予防のためにも、毎日小さじ1杯の亜麻仁油やえごま油をとるといいでしょう。

❖古い油の揚げ物は老化を促進させる

揚げ油としてよく使用される、n-6系脂肪酸のコーン油、大豆油、ひまわり油、綿実油などの主成分・**リノール酸は、酸化しやすく、使い回すと過酸化脂質に変質**します。油が黒く変色し、イヤなにおいに。酸化した油は消化・吸収されにくく、胃腸にもたれ、解毒に働く肝臓にも負担をかけます。また体内のあらゆる細胞膜の質を低下させる原因のひとつでもあります。老化を加速させてしまうので気をつけましょう。

いつの油で揚げているかわからない、コンビニのホットスナックや、スーパーの揚げ物は避けたほうが安心です。

❖加熱・非加熱を使い分ける

一方、次点の**オリーブオイルは、酸化に強い油です。オレイン酸が豊**

有効成分の含有量を確かめて

亜麻仁油やえごま油は、成分のうち6割程度がα-リノレン酸という、n-3系脂肪酸をとるのにもってこいの植物油です。ただし、粗悪なものはα-リノレン酸が2～3割程度しか含まれていないことも。比較的高価な油なので、購入前に成分表示を見て、良質な製品であることを確かめましょう。

良質な油は新鮮なうちに

酸化しやすい油は、黒っぽい色の遮光瓶に入っていますが、夏は冷蔵庫で保管すると安心です。使う量やペースに合わせて購入することも大事。1ヵ月程度で使い切れるサイズを買いましょう。

富なので、悪玉（ＬＤＬ）コレステロールを減らし、血糖値、血圧の上昇を抑えます。抗酸化力の強いビタミンＥやポリフェノールも含まれています。

ただし、酸化しにくいのは精製されたオリーブオイルです。ピュアオイルとも呼ばれ、黄色っぽい色をしています。パスタや炒め物など加熱調理に向いています。

一方、未精製のエクストラバージンオイルは、オリーブの天然成分が含まれており風味はよいのですが、加熱すると酸化しやすいため、完成した料理にかけて食べるのに向いています。

ごま油は、抗酸化力の強いビタミンＥが豊富に含まれていて、酸化しにくい油です。セサミンやセレンなどの抗酸化成分にも恵まれ、活性酸素によるダメージから細胞を守ります。リノール酸やオレイン酸も豊富で、コレステロール値を下げる働きをします。揚げ物や炒め物などの加熱調理はもちろん、ドレッシングにもおすすめです。

油の使い回しはできるだけ避ける

揚げ物などに使った油の使い回しは避けたいところです。時間が経つにつれ、どんどん酸化が進みます。たとえ食材がよくても、酸化した油を合わせてしまったらもったいないです。

腸内環境　骨　血管　肥満・メタボ

酢

摂取目安 大さじ1〜2/日

酢酸などの酸味由来の成分は、脂肪の分解を促し、血糖値や血圧の上昇を抑制。生活習慣病予防の万能調味料。

効果的な食べ方
“メタボ&血糖値の急上昇を防ぐ”

其の一 大さじ1杯の酢を毎日続ける

続けることで健康効果が得られる

其の二 希釈して飲む

ふだん飲む飲料水に入れると習慣化しやすい

其の三 何にでもかける

食後血糖値の急上昇を抑える

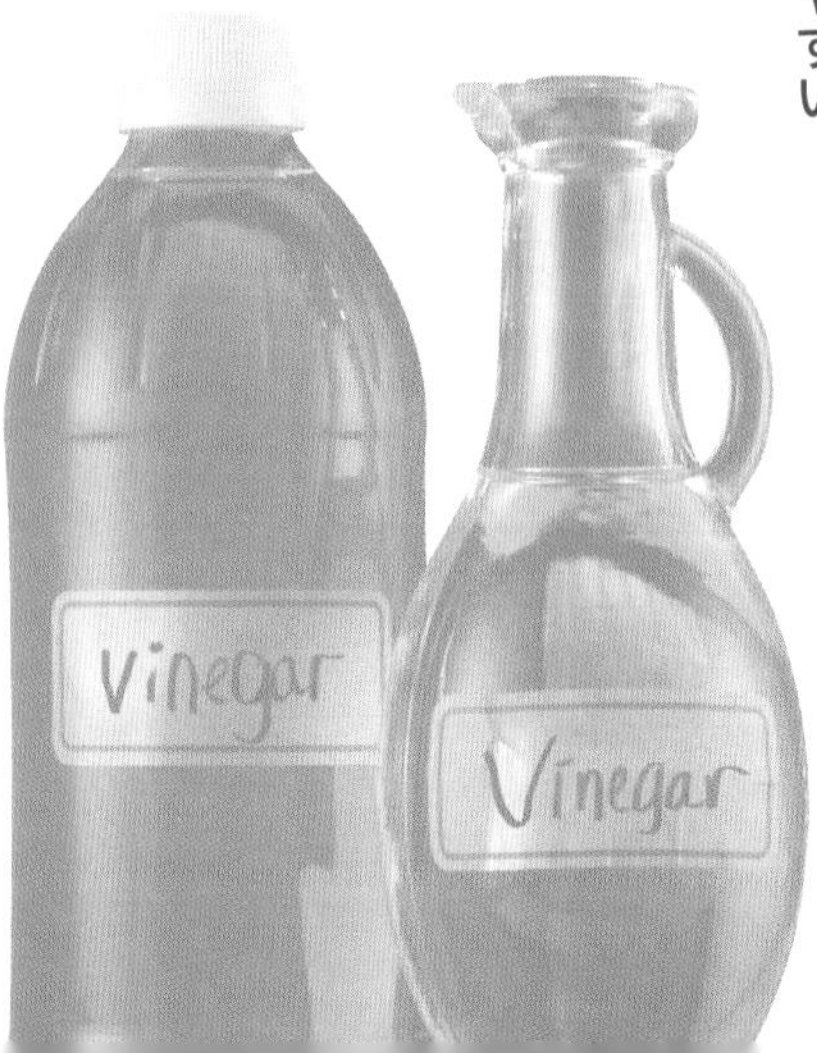

酢はとればとるほど体によいスーパー調味料

❖毎日大さじ1杯の酢で、脂肪の合成を抑える

一度太ると痩せにくくなった、と実感している方は多いことでしょう。酢は疲労回復効果で知られていますが、酢の主成分・酢酸には、脂肪の合成を抑えたり、脂肪の分解を促したりする作用があります。**大さじ1杯（15㎖）程度の酢を継続的にとることで、肥満ぎみの方の内臓脂肪をつきにくくする効果がある**ことがわかっています。

内臓脂肪とは、皮膚の下につく皮下脂肪に対し、内臓の周りにつく脂肪のこと。中年男性に多いぽっこりお腹が目立つタイプは、腸の周りに脂肪がつく内臓脂肪型肥満です。内臓脂肪が多くなると、高血糖や高血圧を引き起こす可能性があります。

❖血糖値や血圧の上昇を抑える

血糖値や血圧が気になっている、という方もご安心ください。**酢酸には、血糖値の上昇を緩やかにする作用もあり、食生活に酢を取り入れることで、血糖値が上がり過ぎるのを抑えることができます**。とるタイミングは、食前・食中・食後、いずれでも構いません。

血液中に含まれるブドウ糖の「血糖」は本来、体のエネルギー源として必要なものですが、急激な高血糖状態を繰り返していると糖尿病を引き起こすので注意が必要です。酢を日常的に取り入れて、血糖値が上がり過ぎないようにしていきましょう。

ほかにも酢酸は、血中コレステロールの減少、高血圧の予防など、さまざまな効果が報告されています。

❖食卓に常備して、何にでもかける！

酢を取り入れる分量の目安は、**1日当たり大さじ1〜2杯程度**です。

酢＋カルシウムでカルシウムの吸収率アップ

酢は骨強化にも効果的です。酢はカルシウムの溶出を促す性質があるので、骨つきの魚や鶏肉などを煮込む際に酢を加えると、骨が食べられない料理からもカルシウムが効率的に摂取できます。
また、体内でも酢が胃酸の分泌を促して、カルシウムの吸収を助けるのです。魚や、小松菜、モロヘイヤ、水菜などのカルシウム豊富な野菜を調理する際は、酢をひとかけしましょう。

飲む場合、原液のままだと刺激が強いので、**4～5倍に希釈して飲む**ようにしましょう。さまざまな種類（※1）がありますが、効用に大きな差はありません。ただし、飲みやすさでいうと、黒酢やりんご酢などは比較的刺激も少ないため飲みやすいでしょう。

また、**酢酸は加熱しても効果は変わらない**ので、炒め物などの調味料としても使えますし、完成した料理にかけるのもおすすめです。サラダやスープなど、おかずを食べるときにちょっとプラスしてみてください。

減塩の面からも酢はぜひ取り入れてほしい「食品」です。塩かげんが薄くても、酢の酸味で物足りなさはあまり感じないはず。

ラーメンなど糖質が多いメニューも、酢を加えることで血糖値の上昇を抑えられるので、安心して食べられます。もちろん、食べ過ぎは禁物ですが。味わいもさっぱりしますので、おすすめです。

※1
好みで選んでOK！
酢の種類
酢は穀物やくだものを発酵させて作ります。原料によって、米が原料の米酢、酒粕が原料の粕酢、ブドウが原料のワインビネガーやバルサミコ酢、りんごが原料のりんご酢などがあります。風味がそれぞれ異なるので、好みの味を探すのが継続への近道です。
また、黒酢は玄米が原料。アミノ酸と糖が反応して黒色になります。まろやかな味わいは、飲む酢としてもおすすめ。

eiyo column

調味料の賢い使い方＆減塩のコツ

塩分はとればとるほど病気リスクを高める

調味料、特に塩味のあるものは、とらないに越したことはありません。塩の主成分・ナトリウムは栄養にはならず、その摂取が高血圧を招きます。

日本では伝統的に塩分をとり過ぎる傾向にあります。2020年現在、日本での1日の塩分摂取目標は、成人男性で7・5g未満、成人女性は6・5g未満。とはいえ、人間に必要とされる1日当たりの塩分量はたった1・5gで、**世界保健機関（WHO）では、すべての成人の摂取目標を5g未満**としています。

それに対し、実際の日本人の1日の摂取平均量は、50代男性11・0g、女性9・4g（左ページの表参照）です。

塩として必要な量をわざわざとらなくても、食材にも塩分は含まれています。特に海産物の魚介類や海藻類に多く、生の野菜類やくだものでさえ少量ですが含まれます。ですので、不足の心配はほぼありません。

塩、しょうゆをはじめ、ドレッシングや市販のソース類、合わせ調味料などは、できる限り少量にする、または使用しないようにしていきましょう。加齢と共に血圧が高くなりつつある50代からは特に、**しっかり意識を持って減らしていくことがとても大切**です。

■塩分摂取量の平均値（50～59歳1人1日当たり）

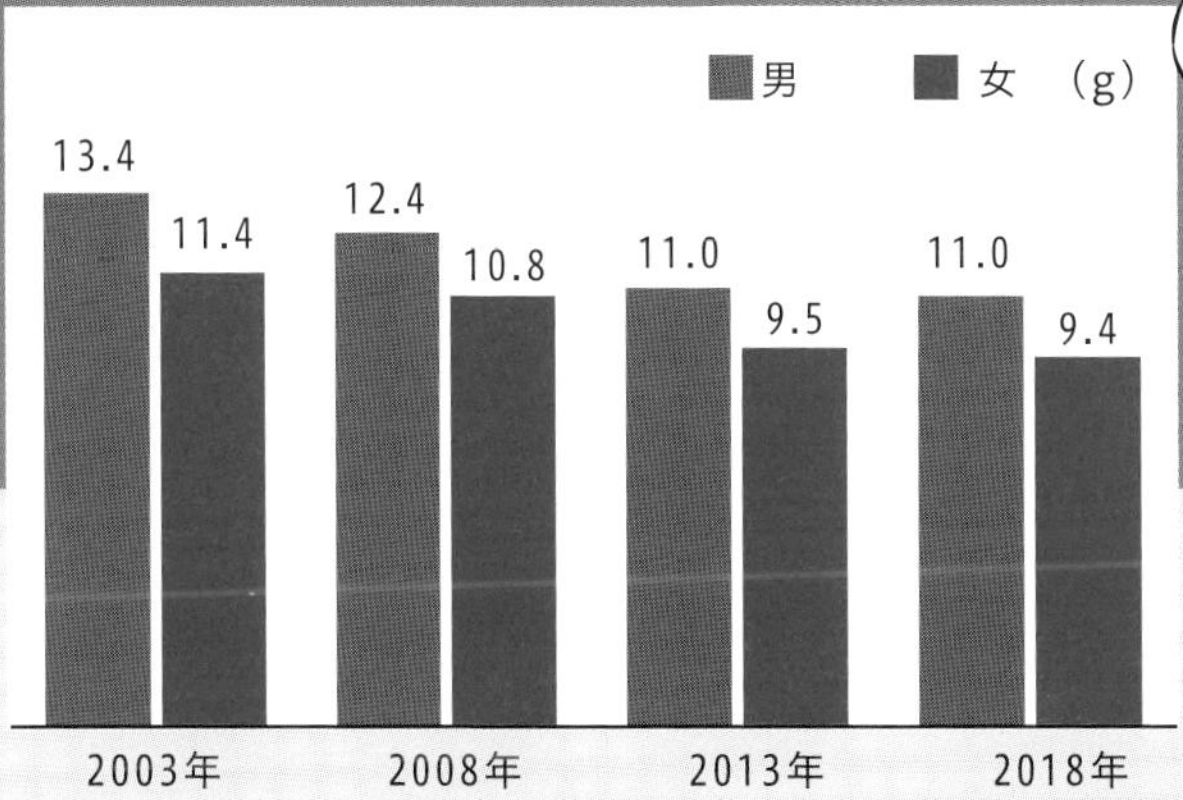

「平成30年国民健康・栄養調査」（厚生労働省）

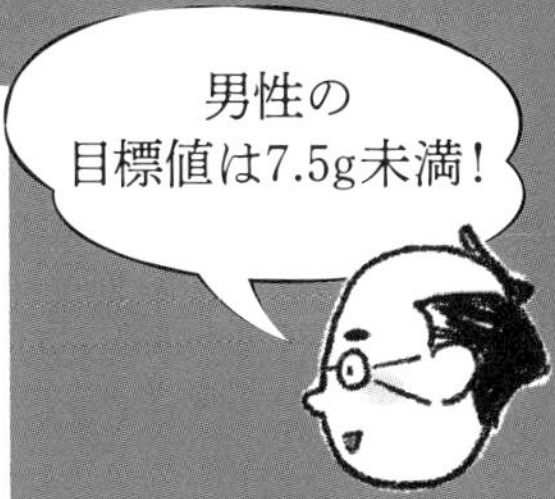

塩を多く摂取する日本では、つねに減塩が叫ばれてきた。その成果は表れていて、減少傾向が見られる。ただし、目標には達していない。

調味料の賢い使い方&減塩のコツ

出汁や酸味を利用する

出汁のうまみは、塩分が少ない物足りなさをカバーします。しょうゆの代わりに、出汁しょうゆや麺つゆを使うのもよいでしょう。同様に酸味も、薄味をカバーします。酢やレモン、ゆず、すだちなどを上手に取り入れましょう。

かける量を確認する

しょうゆやソース、ドレッシングを使うときは、料理に直接かけずに、小皿に出して料理をつけます。スプーンで量を確認してからかけるのもよいでしょう。減塩調味料を使うのもよい方法ですが、量を多く使っては意味がありません。計量して使う癖をつけましょう。

食べる直前にかける

しょうゆやソースなどは、食べる直前にかけましょう。味は食材の表面についていると感じやすく、少量でもおいしく食べられます。時間が経つと食材にしみ込んだり、下に流れてしまいます。また、塩分が多くなりがちな煮物は、調理の際に、出汁やみりんなどでしっかりと煮た後、最後にしょうゆを加えてからめます。表面に塩分が集中しているので、味を感じやすく満足感が得られます。

索引

あ

か

さ

た

濱　裕宣（はま・ひろのぶ）

東京慈恵会医科大学附属病院　栄養部課長。健康と栄養バランスを大事に、日常生活のなかで活かせる食事ノウハウの普及を目指し、患者の立場に立った食生活向上指導にあたっている。同栄養部の赤石定典と共に、大ヒットの栄養本『その調理、9割の栄養捨ててます！』『栄養まるごと10割レシピ！』（共に世界文化社）や、レシピ本『慈恵大学病院のおいしい大麦レシピ』（出版文化社）など多数の栄養、健康レシピ本にかかわる。

赤石定典（あかいし・さだのり）

東京慈恵会医科大学附属病院　栄養部係長。『その調理、9割の栄養捨ててます！』『栄養まるごと10割レシピ！』（共に世界文化社）、『慈恵大学病院のおいしい大麦レシピ』（出版文化社）など多数の栄養、健康レシピ本の監修でプロジェクトリーダーを務め、また、栄養と健康の最新知識を研究している。栄養食事指導による病態改善・治療・治癒への貢献を目指し、テレビ、新聞などメディアへの登場も多数。

The New Fifties

慈《じ》恵《けい》医《い》大《だい》病《びょう》院《いん》栄《えい》養《よう》士《し》の50歳《さい》からの
「栄養《えいよう》を捨《す》てない」食《た》べ方《かた》
老《ふ》けない！　病気《びょうき》にならない！　太《ふと》らない！

二〇二〇年一二月一五日　第一刷発行

著　者　濱《はま》　裕宣《ひろのぶ》
　　　　赤石定典《あかいしさだのり》
発行者　渡瀬昌彦
発行所　株式会社講談社
　　　　郵便番号　一一二－八〇〇一
　　　　東京都文京区音羽二－一二－二一
　　　　電話　編集　〇三－五三九五－三五六〇
　　　　　　　販売　〇三－五三九五－四四一五
　　　　　　　業務　〇三－五三九五－三六一五
印刷所　株式会社新藤慶昌堂
製本所　株式会社若林製本工場

N.D.C.498.583　143p　21cm

定価はカバーに表示してあります。

ISBN978-4-06-521804-4